居家
养老必备

杨 军 主编

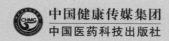

中国健康传媒集团
中国医药科技出版社

内 容 提 要

　　本书是一本讲解居家养老照护基本技能的图书，书中以问答形式介绍了人们最需求的居家养老基本知识、医疗照护基础知识、适合居家养老的装修知识及居家养老急救知识。本书编者均具有较丰富的居家养老照护经验，内容全面、结构精炼、思路清晰，专业性和可操作性强，具有较强的指导价值，有助于提高居家养老者的生活质量，可有效减轻家庭和社会负担。本书适用于家庭成员和养老机构职业照护人员参考阅读。

图书在版编目（CIP）数据

　　居家养老必备/杨军主编．—北京：中国医药科技出版社，2023.4

　　ISBN 978 - 7 - 5214 - 3809 - 3

　　Ⅰ．①居… Ⅱ．①杨… Ⅲ．①老年人—护理学②养老—社区服务—研究—中国 Ⅳ．①R473②D669.6

　　中国国家版本馆 CIP 数据核字（2023）第 042994 号

美术编辑　陈君杞
版式设计　张　璐

出版　**中国健康传媒集团**｜中国医药科技出版社
地址　北京市海淀区文慧园北路甲 22 号
邮编　100082
电话　发行：010 - 62227427　邮购：010 - 62236938
网址　www.cmstp.com
规格　710 × 1000mm ¹⁄₁₆
印张　12½
字数　161 千字
版次　2023 年 4 月第 1 版
印次　2023 年 4 月第 1 次印刷
印刷　三河市百盛印装有限公司
经销　全国各地新华书店
书号　ISBN 978 - 7 - 5214 - 3809 - 3
定价　**59.00 元**

获取新书信息、投稿、为图书纠错，请扫码联系我们。

编 委 会

前　言

随着我国社会老龄化程度的进一步加深，失能人数不断增加；而且患有多种慢性病、抑郁程度比较严重和自评健康差的老年人失能情况较严重，这必将导致对长期护理需求的不断增加。

据权威部门预测，2035 年我国将进入重度老龄化社会。将来的社会化（机构）养老将会非常困难，加上中国的传统国情，居家养老将会成为大多数中国老年人的选择。

照护工作是一项非常消耗体力和精力的事情，但同时又是给被照护者带来喜悦和生存意义的行为。对高龄者的照护，会使照护者伴有高兴、喜悦、悲伤、辛劳、懊悔、遗憾等体会。

本书以问答形式，参考了国内外对居家养老较为全面和先进的理念和知识，为家庭以及社会的专业养老机构应对老龄化的难题提供参考。

本书的对象为普通受众及养老机构、装饰装潢机构从业者。

本书同时也可以作为养老机构从业者的业务参考读本，其中加入了医疗知识以及技能的篇章，对提升其理论知识和业务水平也是非常有意义的。

因编写时间和水平所限，书中难免存在不足或疏漏之处，请广大读者批评指正。

编　者
2023 年 2 月

目录
Contents

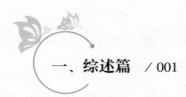

二、照护篇 ／021

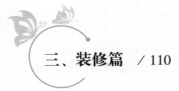

三、装修篇 / 110

四、急救篇 / 149

一、 综述篇

照护的基本技术是什么？

应当对被照护者的"保持尊严"和"照护自主"进行深入了解和学习基本的照护技术，即尊重需要照护人士的自立，以给予他们安全、舒适的照护之心，学习和掌握有效的照护知识和技能。

照护的基本要求是什么？

比起照护与福利需求的多样化、高度化，目前更需要在现实环境中追求更高水平、更专业的知识与技能。

因此，对需要照护的人士，怎样尊重他们的自立，激发出他们的自主潜能，同时积极监护他们的需求，给予他们安全、舒适的照护，学习和掌握安全、安乐的照护知识和技能，比照护健康生活更为重要。

1. 自立的照护　一定要灵活运用肢体单瘫者的健侧肢体，这样可以最大限度地激发被照护者对恢复患侧功能的希望。

2. 保持个人的尊严　在照护之前一定要说明需要照护的内容，并且征得同意。对被照护者进行照护时注意一定不要出现命令式的语言语气。

任何情况下都要尊重被照护者的选择和意愿，这是非常重要的。

3. 灵活运用人体构造的原理进行照护　为了减轻被照护者的身体负担

和预防腰痛，一定要根据人体构造的原理（人体工程学）进行照护。

照护的基本原则是什么？

1. 相互有缘的照护理念　照护 24 小时无休，而且需要事无巨细地照料到方方面面。所以为了照护者和被照护者都能够心身愉悦地合作，学会和掌握正确的照护方法是非常重要的！

2. "不主动干涉、眼不离患者"的照护模式　作为家庭的照护者，一旦进入角色，就总想着对被照护者要做点什么；但是也有人会随着时间的推移，渐渐地失去了当初的激情。另外，如果凡事都依从照护者的愿望进行照料，不去尽可能地发挥患者的努力，也和剥夺了患者的自立能力一样。

所以重要的是分清楚患者"能够做什么"和"不能做什么"。知道了患者哪些事情真的做不到而去照护他，这是负责任的表现。比如说排泄的事情，患者马上就要排泄了，很难顺利地去卫生间解决，这时就要迅速拿来尿褥子；如果来不及的话，就有可能造成患者的不便和痛苦。这就是当患者做不到的事情发生后，要及时去帮助患者解决。

"鼓励患者尽可能自立"，可以达到并且可能会提高患者的功能，同时也可以减轻照护者的负担。

3. 重塑原本生活的样式　每个人都有自己长期形成的生活样式。被照护者也有在长期生活中形成的一套样式或习惯。如果了解了患者的这种生活模式，尽可能地顺势照护患者，不仅照护双方的关系会变得和谐融洽，同时患者也会在舒适的环境里快乐地生活。

例如在排泄的时间点上，有的人饭后就要立即排泄；有的人每天要排泄 2 ~ 3 次，这些都是每个人的生活模式和习惯。另外，患者的饮食、睡眠、入浴和更换衣服等生活的整体状态都各自不同。

这样的生活习惯必须在每天的仔细观察中才会获知。如果掌握了患者的这些生活习惯，顺势而为，对患者的身心健康是非常有益的。

4. 照护从环境建设开始　虽然是住惯了的家，还有自己喜欢并且有了感情的用具，但是一旦来了必须照护自己的"外人"，双方都会觉得很不习惯，于是便产生了调整"患者生活方便，亲属也习惯"生活环境的需求。

改善室内环境，包括安装扶手，降低或消除台阶，采用专门的照护用床等目前比较先进、适用的照护用具。只是这些旨在更好地服务患者的设备和用具会不会改变患者的习惯，患者能不能接受这样的变化，是值得我们注意的，所以一定要谨慎行事。

另外，诸如轮椅、步行器、便携式马桶、照护专用内裤等可以提高患者自立能力，减轻照护双方负担，也都要进行比较，选择既适合患者需求，又不至于让患者感觉极不习惯和能够减轻照护双方负担的照护用具。

5. 不可以一个人大包大揽　现在也有人认为把照料家人的事情委托给外人来做是对亲人的不孝，所以坊间也在流传"自己不倒，就一直照护老亲"。

于是，结果就是无论是谁，就算是一个人照料老亲时倾尽全力也是"两败俱伤"。也就是说最不幸的就是双方都觉得很不幸。

所以说居家照护最重要的就是全家合力，而且要认识到只要不是专业照护者就不可能做到十全十美。

所谓专业照护，就是请外人照护失能或半失能的残障者。如果家中被照护者同意，就可以请专业的照护者承担全部或部分照护工作。如果仅仅是一个人来照料失能或半失能的家人，无论如何也不是我们所建议的。由专业的照护者进行照护，会使患者心绪安定，有利于其心身健康。

6. 与专业机构的人士协商 一旦确定了家中有人需要照护，就要寻找附近的专业机构进行协商，比如先找社区居民委员会、社区卫生服务中心或社会办的养老机构。如果是空巢的独居老人，首先就要到这些机构进行询问。在这样的情况下，一定要由整个家族中的权威人物出面，以利于拍板。

总之，一旦确定下来如何照护家中的老人，全家族都要为此尽力，而不是仅一个人奉献，这一点很重要。

7. 寻找相互有缘的照护机构 进入到寻找照护机构阶段，切忌嫌麻烦就认定"就是这一家吧"。因为照护生活是一件照护双方长期相处在一起的事情，常常会产生并慢慢积存精神压力。这样的话，即使患者有了什么诉求也闷在心里，久而久之会产生一些问题。如患者不便活动，长期一种姿势，就会产生腰疼、肩凝、头痛等身体不适。这样的教训不在少数。

身体上的不适和精神上的不满，一旦长期慢性化就会导致"照护抑郁症"，患者会感到活着是一种折磨。一旦发觉这样的状态，就要与专业机构商谈，或是送进专业的康复机构调养一段时间，使其消除精神压力，重新焕发生活活力。

因此，进入到长期化的照护生活状态里，被照护者的身体和精神照护也是非常重要的。

怎样确认照护时的安全？

我们在进行照护时，会常常被嘱咐说"一定要确认安全后再进行"。

1. 一定要避免诸如坠落、跌倒、被重击的危险事件和行为发生。

2. 在出现单侧肢体瘫痪的情况下，一定要保护好患侧。

3. 在进食安全上，舒适的进食姿势非常重要。因为调整好进食的姿势可以防止误吞误咽的事件发生。

为什么说双方快乐地配合是照护的目的？

最为理想的照护，就是被照护者没有感觉自己是在被照护。因为被照护者一旦感觉受到照护，就会产生不适感。如果被照护者必须付出更多的精力去应付这种情况，那肯定是照护方法出了问题；而且不正确的照护方法，也常常是造成腰疼的主要原因。所以并不是为了照护而照护，而是要把照护做成"愉快的照护"。

为什么说只有在"不能够"的情况下才予以照护？

比方说，从床上到卫生间的动作分别是"起身"→"站立"→"步行"→"坐下"，其中患者在步行阶段必须依靠他人的照护，其他三项要尽可能利用自己残余的能力达到目的，以便不要使自己的功能完全地丧失掉。

什么是康复辅具？

康复辅具，亦称康复辅助器具，是指对老年人、残疾人进行功能补偿、功能代偿以及改善适应环境能力的辅助器具、设备、仪器、技术和软件，广泛用于老年人提高独立生活能力和残障人实现生活自理、回归社会、职业重建；也是辅助患者康复的器具。

什么是适老辅具及其功能？

适老辅具是康复辅助器具的组成部分，亦称适老功能辅助器具，是指适合老年人在一定环境下使用的辅助老年人克服特定环境障碍、发挥老年人潜在功能的器具。

适老辅具的主要功能体现如下：一是辅助老年人环境安全；二是辅助护理者减轻护理强度，提高效率；三是辅助老年人维护尊严，提高他们的独立生活能力。其主要产品可分为环境辅助类、护理辅助类、移位辅助类、移动辅助类、自我辅助类、沟通辅助类。这里"适老"理解为"适合、适应、适度、适用老年人"，"辅助"理解为"从旁帮助"。

什么是居家适老辅具？

居家适老辅具是适老辅具在家庭的应用，亦称居家适老功能辅助器具，是指适合老年人在居家环境下使用的、辅助老年人克服居家环境障碍、发挥老年人潜在功能的器具。例如植入式电子耳蜗、电子注视器、普通轮椅、拐杖以及改装的进餐具（助力筷子、弯把勺、倾斜水杯、吸盘碗）、穿衣辅助器（穿袜器、穿裤器、穿裤带、系扣器等）、带增高垫的坐便器等能够改善和方便居家老年人生活的器具。

在居家养老护理过程中，居家适老辅具和居家适老辅助技术是辅助居家老年人克服行动功能障碍、听力功能障碍、视力功能障碍、智力功能障碍、吞咽功能障碍等，维持居家老年人独立生活能力的唯一手段。

什么是现代居家养老护理服务工作的要点？

在现代居家养老护理服务工作中，对于重度失能老年人来说，主要工作就是"进、出、洗"，这是老年人护理的基本护理技能，居家适老辅具在居家老年人护理过程中扮演着重要角色。

居家适老辅具的作用是什么？

1. 补偿代偿 老年人由于器官的退行性改变使听力、视力、语言、智力、吞咽、活动等方面的能力逐渐减弱，以致活动和参与出现困难，甚至功能障碍，逐渐演变到轻度、重度失能。为此，需要及早为老年人提供相应的居家适老辅具来补偿或代偿功能障碍，延缓失能程度。

2. 改善生活　居家适老辅具，就是能够改善和方便生活的辅具；像拐杖、轮椅、助行车、扩视器、助听器、穿袜器、系扣器、卧床用的喝水杯、助力筷子、吸盘碗、洗澡椅等都可以提高独立生活的能力。

3. 维护安全　延缓衰老，提高自主生活能力，适老辅具可提高老人日常生活的稳定性与安全性，以保护身体，维护安全，减少意外伤害的发生。

4. 提高功能　老年人的生活因为适老辅具的使用而更加多姿多彩，他们不再因为身体功能的限制造成功能的减退，让日常生活维持较高的水准，不至于与年轻时相差太远。

5. 减少医疗支出　老人使用辅具，可减少意外伤害的发生，从而减少了因为意外伤害进出医院的次数和医疗支出的费用。

6. 提高照护者与老年人同住家中的意愿　当老年人有独立完成生活起居能力的时候，照护者才有较高的意愿与之同住。这对于老年人的生活安全及心理需求，可以有较大的满足。

7. 减少照护者的负担　由于使用辅具可以达成生活独立自主，照顾人员的负担会相应减轻很多。

居家适老功能护理床的作用是什么？

居家适老功能护理床能够减少失能老人65%左右的压迫感，通过调整床垫起伏角度，将局部压力分散；另外，日常失能老年人要做许多动作，在平板床上每一个摩擦力都有对应的接触点承担，体位改变都会造成压力增加。

失能老年人生活中最大的困难在于上下床，传统的床没有助力侧护栏，老年人在下床过程中没有支撑，而适老功能护理床都有助力侧护栏设计。支撑作用对于失能老人非常重要，可以保证平衡力的分散。在老年人下床过程中，其所受重力完全从床上转移到地面，是最危险的环节，当老年人离开床以后就失去了平衡点；而适老功能护理床的助力侧护栏，对老年人上下床起着支撑和平衡的作用。

居家适老轮椅的作用是什么？

我国失能老年人普遍使用的是传统的马扎结构轮椅，由于坐靠面是单层帆布，不能均匀地分散压力，易形成局部压迫点，这对于久坐此款轮椅的失能老年人而言是非常可怕的。如果不能正确应用适老轮椅，就要面临伤害的危险。因此，选择适宜的居家适老轮椅尤其是失能老年人的轮椅，最主要的就是要有减压作用；而适老功能轮椅由靠垫、坐垫、气垫以及其他的软组织构成，具有分散压力的功能。

居家适老坐便椅的作用是什么？

居家适老坐便椅，是供高龄老年人坐着如厕使用的椅子，主要就是因为老年人体力差，如果采用蹲厕，一不小心就有可能会发生意外，比如因为蹲久了导致腿麻，站立时因头晕目眩等原因摔倒；有的心脏不好的老年人蹲久了会加重心脏负担，导致意外发生；还有一些有下肢功能障碍的老年人，无法下蹲导致无法正常排便。因此，一款适宜的居家适老坐便椅，在老年人的生活中扮演了很重要的角色。

居家适老坐便椅的选择，要根据老年人的身体状况、使用环境、护理者的能力，判断是否可以抓住扶手站立、能否换乘到适老坐便椅，并观察老年人的排泄行为和移动到居家适老坐便椅的动作，从而选择合适的类型。

居家适老坐便椅一般都可以调节高度，以方便不同老年人需求，一般都能放到马桶上用来增高马桶高度使用，同时大部分适老坐便椅的便槽都能够取下，方便清洁。

居家适老洗浴椅的作用是什么？

老年人洗澡并不是单纯为了将身体清洁干净，同时也是一种享乐、有益于身心健康的行为。老年人洗澡要考虑其身体功能、护理员能力、住宅环境、适老辅具利用，以提高本人的自理能力及减少看护者的负担。比如，以老人或者护理员的行动能力在家能否进行洗澡；怎样进入浴室；在浴室内能否保持平稳的坐姿；能否保持洗澡时身体的姿势。因此，居家适老洗浴椅的选择至关重要，包括尺寸、材质等。

居家适老移位辅具的作用是什么？

居家适老移位辅具属于室内辅具，是辅助自身无法移动的老年人或护理力量不足时的一种有效移动器具，通过移位换乘实现离床、上床、乘坐轮椅、如厕、洗浴等。移位辅具也叫升降机，或者小型起重机、吊车。多数升降机通过吊带或者特殊形状的吊具将需要移动的老年人升起，使其移动，可分为地面移位式、固定式、安置式、顶置轨道移位式等，其中地面移位式又分为护理移位车、站立电动移位车、平板式升降移位车等。

居家适老移位辅具是居家护理的基本辅具，可以保护老年人安全移位，维护老年人尊严，减轻护理员劳动强度与护理风险。居家适老移位辅具一般都需要有足够的空间来适应。

高龄者的生理以及心理特征是什么？

人体的各种功能都会伴随着年龄增长而衰退。对高龄者来说，在听觉、视觉、记忆、平衡感等生理功能方面的衰退是不可逆的。

1. 运动功能 人体的各种运动功能在 30 岁以后，每十年降低 10%，一般到 70 岁时其运动功能仅相当于 10 岁儿童时的运动功能。

2. 平衡功能 平衡感是维持动作的重要感觉，若这种功能低下，可能会发生各种事故。做一个闭目单腿站立的试验，会发现 30 岁以后，半数人的平衡感已开始下降。

3. 反应灵敏度 据调查，20～30 岁时，人的反应最为灵敏，而老人的反应则相对迟钝。

4. 对气候变化的反应 因为老年人新陈代谢减慢，内分泌减少，所以他们对温度、湿度、气候变化的反应更加敏感，适应能力也有所减弱。

5. 听觉神经萎缩 听力普遍下降，如经常性地短时间失去听力，尤其对高频声音不敏感等。

老年人的视觉特征是什么？

1. 角膜的改变 随着年龄的增长，角膜直径变小及呈扁平趋势，致使老年人屈光力（即角膜折射光线的能力）发生改变，这也是导致老年人远视的原因之一。由于角膜内皮细胞略有增厚，这样易引起光线的散射，同时角膜知觉敏感性也随着年龄的增长而减退。

2. 瞳孔变小对光反应灵敏度下降 孔的大小在不同的年龄是有差异的。青春期瞳孔最大；进入老年期，瞳孔不断地缩小，即使在暗处，瞳孔的散大也不如青年人显著。这是由于睫状肌老化，瞳孔的大小适应光的变化能力减弱所致。一般 75 岁老人只能达到 20 岁时的 12%，80 岁老人的瞳孔在白天与夜晚对光反应的灵敏度几乎接近于零。

3. 晶状体的透光能力减弱 晶状体是双凸的透明体，其纤维终生不断地生长，越靠近中央的纤维越老，质地越硬。随着年龄的增加，色变深，呈黄色或琥珀色，成为短波光的过滤器，蓝色和绿色光谱过滤后，传递到视网膜部分的总量减少了，致使大脑识别蓝色和绿色的能力也随之下降，而出现老年人"夜盲"现象。

4. 玻璃体结构的改变　透明质酸酶及胶原发生改变，蛋白质发生分解，纤维发生断裂而致使玻璃体液化，进而导致玻璃体发生后脱离，间接地影响了眼睛的调节作用。

5. 视网膜的改变　视网膜是视觉活动中最重要的组成成分之一。随着年龄增长，视网膜可变薄，光感受器和视网膜神经元数量减少，黄斑部中心凹视锥细胞减少，双极细胞及神经节细胞逐渐减少，并出现色素上皮的色素脱失，因而使视网膜的防护功能及视觉功能开始衰老。人在 30 岁以后，感光灵敏度开始下降，40 岁以后有整体下降的趋势，一般 60 岁老人的视觉感光度只有 20 岁年轻人的二分之一左右。

什么是移动照护的窍门？

移动照护的窍门，不是照护者让患者动起来，而是要让患者意识到自己必须配合照护者的动作。

1. 感觉到自己的身体在动　在移动照护的时候，要让患者明白重心移动原理非常重要。另外，只有积极配合照护者的动作才能最大程度地减轻移动的负担。

2. 配合对方的照护动作　患者要站立起来的时候，重心不是"向上"，而是"向前"移动。患者明白了这一点，正确的方法就不是向上而是向前用力配合。这样的话，双方都不会觉得吃力。

怎样做到照护时注意周围环境的情况？

1. 患者坐进汽车时，一定要注意防止碰头而要护住车门框的上沿。

2. 推轮椅下坡道的时候，一定要向后观察有无障碍物，确保安全。

把高龄者关在家里好吗？

喜欢散步的奶奶得了老年性痴呆症，因为让她一个人在家觉得危险，我们决定控制她的外出行吗？把老人闷在家里，看似安全，但是反而会导致她的身心功能下降，增加老年性痴呆症的发展风险。但是她一个人外出的确很危险，所以建议外出散步时还是有家人陪伴为好。

吃不吃肉食？

高龄者提倡素食吗？肉是蛋白质的重要来源。但是过量摄入肉食的确会造成体重的增加和某些疾病的发生。所以建议还是多食用鸡蛋、鱼、豆制品、蔬菜以及水果等多种食物，以保持膳食平衡。

怎样与被照护者进行交流？

通过被照护者的语言，可以获知他的需求，做好心理准备。因此与被照护者经常沟通信息，是做到安全、安乐照护的重点。交流的重点如下所述。

1. 确认被照护者的身体情况。
2. 说明要做什么，征得被照护者的同意。
3. 确认是否可以使用被照护者残存的功能。
4. 对被照护者解释为什么要采取这样的方法。
5. 对被照护者解释现在要去做什么。
6. 确认被照护者是否处于安全与安乐的状态。

照护之前的洗手顺序

1. 打好肥皂或洗手液，擦抹手指。
2. 擦抹指缝。

3. 在手掌里擦抹对侧的手指甲。

4. 清洗指间。

5. 擦洗大拇指。

6. 清洗手腕。

7. 彻底水冲，然后用纸巾擦干双手。

照护时禁止使用约束手段

随着社会进步和对被照护者权利保护的需要以及生命质量（QOL）的评价标准的实施，国际上已经原则性禁止了对被照护者采用约束手段。下面就是禁止的约束行为的示例。

1. 为了不使被照护者扭动挣脱，在轮椅或（病）床上束缚其躯干及四肢。

2. 为了防止被照护者从床上滚落，用绳索束缚其躯干及四肢。

3. 为了防止被照护者自行从床上下来，使用栏杆将床的四周围起。

4. 为了防止被照护者自行拔除由于输液、鼻饲滞留的导管，用绳索束缚其四肢。

5. 为了防止被照护者自行拔除由于输液、鼻饲滞留的导管或抓挠皮肤，使用约束固定手套。

6. 为了防止被照护者从轮椅上脱落或在轮椅上站立起来，使用腰带或"Y"字形带进行约束固定，以及在轮椅安装固定带。

7. 使用可以限制站立者站立的座椅。

8. 为了限制被照护者自行脱衣服或褪去尿不湿而穿束缚衣。

9. 为了防止被照护者对他人进行干扰而在床等处束缚其躯干及四肢。

10. 为了让被照护者情绪稳定而过度使用镇静剂。

11. 不是出于被照护者自己的意愿而被隔离在封闭的空间。

什么是生命体征？

所谓生命体征，是指生命活动的指标，也就是可以把握全身状态的生命信息，主要是指血压、脉搏、呼吸、体温这些生命活动的基本状态，通过这些数值，可以及时掌握生命维持的危险状态。

测定以上生命体征，必须遵循必要的事项。

测定生命体征时的重点

1. 不要突然触碰测试者的身体，也不要大声喧哗，而且一定要事先告知测试者。

2. 测试中不要与测试者交谈，只是静静地守候在一旁。

3. 仔细观察测试者的表情、脸色、声音、动作等，以及全身的状态。

4. 在接触测试者的手、脚、面部的时候，注意观察测试者的这些部位有无冷热、干湿、发汗等异常症状。

5. 测试前，要排空大小便，稳定 15 分钟以后再进行测试。

6. 避免在进食、入浴、散步等活动后立即进行测试。

7. 生命体征测试出的数值与活动内容的不同会有较大的差别，所以还要参考判断。

8. 如果需要每天进行测试，尽可能安排在同样的时间段为宜。

什么是血压？

血压是血液从心脏泵出后对血管的侧压力。通常心脏在收缩的时候形成的血压叫作收缩压（也称高压、大压）；而心脏扩张时产生的血压叫作舒张压（也称低压、小压）。

正常的血压如下表。但是一般来说，高龄者的血压会偏高一些。

血压水平分类和定义

分类	收缩压（mmHg）	舒张压（mmHg）
正常血压	<120	<80
正常高值	120～139	80～90
高血压	≥140	≥90
1 级高血压（轻度）	140～159	90～99
2 级高血压（中度）	160～179	100～109
3 级高血压（重度）	≥180	≥110
单纯收缩期高血压	≥140	>90

注：当收缩压和舒张压分属不同级别时，以较高的分级为准。

　　如果高血压的状态持续存在，就极易引发心脑血管疾病、肾脏疾病；另外，如果低血压的状态持续存在，也会引发眩晕、站立不稳、倦怠、头痛等症状。因此血压或高或低，都是对身体不良的事件。

怎样正确测量血压？

　　1. 取坐位（侧卧位也可以），深呼吸数次，平静一下心绪。

　　2. 将测量仪器的袖带卷在上臂或手腕处，以可以插进两个手指为宜。

　　3. 将裹好袖带的手臂手掌向上，并保证与心脏处在同一个水平线上。

　　4. 按下测量按钮，等数值出来，一直保持不动。

　　由于环境保护的原因，世界卫生组织已经确定 2020 年将水银柱式血压计退出临床使用。所以对于照护者来说，最好使用国家认定的品牌血压计。

测量血压时的注意要点

　　1. 如果是瘫痪的被照护者，测量血压时应当测量健侧（没有瘫痪的一侧）的手臂或者手腕。

　　2. 侧卧位的情况下，瘫痪的被照护者患侧在上，测量健侧的手腕部。

　　3. 袖带过紧会导致测量不准，应当以可以插进两个手指为宜。

　　4. 袖带的位置如果低于心脏的位置，测量出来的数值就会有误，所以应当与心脏保持水平。

　　5. 如果附近同时还有其他的电子产品或设备在运行，应当与医生联系。

什么是脉搏？

　　脉搏是心脏在向全身输送血液的时候，对血管产生的冲击波动。以下是正常或异常的脉搏次数。

脉搏的次数

　　正常值　　　　　60～100 次/分钟

　　过　缓　　　　　低于 60 次/分钟

　　过　快　　　　　高于 100 次/分钟

　　低体温或血压升高一般是造成缓脉（脉搏过缓）的原因。如果出现了缓脉，同时伴有心悸、眩晕、步履蹒跚甚至意识消失等症状，要立即拨打急救电话"120"，联系救护车，并且马上准备 AED。如果没有了脉搏，呼吸也停止了，就要尽快进行心肺复苏术。

　　当脉搏突然升高至 150 次/分钟时，要高度怀疑脉搏异常或不整脉，通常是由生理性因素（如情绪刺激、过度劳累、剧烈运动）或病理性因素（如内分泌失调、急性脑血管病等）引起的。如果再伴有心悸、呼吸困难、脸色苍白、出冷汗等情况，必须马上拨打"120"，呼叫救护车。如果被照护者既往患有心肌梗死等，就要考虑是否为心室颤动，要立即准备 AED。

怎样测定脉搏（测量桡骨动脉）？

　　1. 取坐位（侧卧位也可以），深呼吸数次，平静一下心绪。

　　2. 被照护者将手指的桡骨动脉向上，照护者用示指、中指、无名指轻轻地搭在被照护者的手腕上，寻找动脉搏动处。

　　3. 照护者一边看着表，一边数着脉搏的跳动。

测定脉搏时的注意点

- 如果被照护者是瘫痪被照护者，就要测定健侧的手腕动脉。
- 数脉搏的同时，应当同时注意观察脉搏的强弱、速度、率节等。

什么是呼吸？

呼吸是身体排出二氧化碳、吸入氧气的过程。深呼吸就是肋骨扩张、加大吸入量，也称为"胸式呼吸（女性主要采用胸式呼吸）"；使横膈膜上下膨胀收缩的呼吸为"腹式呼吸（男性一般以腹式呼吸为主）"。

呼吸困难的时候，颌部和肩部剧烈活动，做出"努力呼吸"的样子。另外，患有心肺疾患的被照护者在疾病发作时必须"端坐呼吸"。

什么是正常成年人的呼吸次数和异常表现？

呼吸的目的、特征与疑似疾病

	种类	特征	疑似疾病
呼吸次数	正常呼吸	10~20 次/分钟	——
	缓慢呼吸	12 次以下/分钟	颅内压升高
	深呼吸	呼吸的深度增加	过度换气综合征
	无呼吸	一过性呼吸停止	睡眠呼吸暂停综合征
呼吸样式	潮式呼吸	无呼吸→缓慢式呼吸→呼吸变弱→10 秒左右无呼吸，反复循环	脑出血、肾功能不全、心脏功能不全、尿毒症、濒死前
	失调性呼吸	快速深呼吸突然停止，然后再回到快速深呼吸，节律没有规律	脑肿瘤、脑外伤
	库斯莫尔呼吸（糖尿病患者昏迷时的深而快的呼吸）	异常深而快的呼吸，发作性出现	糖尿病酮症酸中毒

续表

	种类	特征	疑似疾病
呼吸的状态	喘鸣	鸟鸣样喘息状	哮喘、上呼吸道感染、濒死前
	鼻翼呼吸	随着吸气而鼻翼极力扩张吸气	呼吸功能不全
	下颌呼吸	身体极端衰弱的呼吸，只能借助下颌的运动呼吸	重度呼吸功能不全
	凹陷式呼吸	胸腔内出现负压状态，胸骨以及肋骨之间出现内陷状	呼吸窘迫综合征（常见于新生儿、婴幼儿）
	坐卧位呼吸	卧位时呼吸困难，必须半卧位呼吸缓解	心肺疾病时的发作

到了高龄状态，呼吸状态基本上就以浅呼吸为主了。这是肺脏功能的老化导致的肺纤维弹性降低以及肺活量低下的原因。所以就算是呼吸的次数正常，也要注意观察被照护者呼吸的状态和样式是怎样的。

怎样正确测定呼吸？

1. 坐位或者仰卧位，被照护者尽可能安静的状态。
2. 一边观察被照护者胸部的起伏运动，计数一分钟的呼吸次数。

测定呼吸次数的注意重点

● 由于呼吸的方式是可以由人的意识操控的，所以尽可能在自然状态下进行测定，例如在被照护者睡眠时或者在其不知情的状态下测定出的数据最为可靠。

● 测定的时候，同样也要注意观察被照护者的表情、脸色、姿势以及呼吸的强弱、是否伴有怎样的声音。

什么是体温？

体温是心脏在搏处血液流经大动脉血管时产生的温度。身体发生任何异常或是身体受到细菌、病毒的入侵时，人的体温都会发生升高的现象。

感冒或病毒、细菌的感染，脱水，精神兴奋，肺炎或身体某处发生了脓肿，都会产生发热。另外高龄者由于身体的功能下降，有的病因却不会导致身体发热，所以即使是低热也要重视，要仔细观察。

体温的正常和异常标准

低体温	35℃或以下
平均体温	35.5～37.5℃
低热	37～37.9℃
中等度发热	38～38.9℃
高热	39℃以上

由于体温因人而异，应当以一个人正常时候的体温作为标准，所以平时应当知道被照护者的体温数值。

另外，体温在一天中也有变化，一般情况下受进食、情绪或运动的影响。

还有，由于高龄者的代谢能力较低，体温也会较正常人的体温低下。

一般测定体温的部位通常有腋下、外耳道、口腔、肛门（直肠）等，但通常使用的多为腋下。

怎样使用体温计测定体温（以腋下测量为例）？

1. 擦干净腋下的汗水。

2. 以30°～45°的角度插入腋下，夹紧。

3. 为防止体温计脱落，应当用另外一侧的手掌握住测量侧的手腕。

测量体温时的注意点

● 瘫痪的被照护者，应当测量健侧。

● 难以在腋下测量体温者，可以使用耳式电子温度计。

● 在机构统一测量时，为了防止交叉感染，每次使用后必须使用酒精灯进行消毒处理。

注意：照护者应当将水银式体温计置于被照护者的腋下，而遇有难以在腋下测量体温者，可以使用耳式电子温度计。

二、 照护篇

怎样避免照护的时候患者身体产生的种种不适？

照护的时候患者常常会产生腰痛、肩膀痛。首先要知道，只要照护的方法正确，就不会产生这些毛病，如果有机会最好经常听听有关照护技巧的讲座，或者请教专家介绍一下有关的照护知识与手法。另外，经常做中国的八段锦、广播体操和伸展运动，对于预防腰痛、肩膀痛也是非常有效的。

什么是"照护抑郁症"？

"照护抑郁症"就是由于被照护者参与照护而产生了精神压力的症状，包括失眠、睡不醒、食欲不振、欲望低下等。这时候宜离开照护生活一段时间为好，可以将被照护者送到日托站和短期治疗康复机构，照护者则可以去疗养或休假几天；还可以参加照护人员的联谊会交流、分享经验等活动。

什么是废用性退化综合征？

长期躺在床上不动，体力就会逐渐衰弱，就会出现身体和心理上的各种各样症状，即"废用性退化综合征"（见下表）。这样的示例在长期卧床的高龄者中非常多见。"废用性退化综合征"也叫作"生活无活力病"，是由于过度地让患者安全、安心、安静导致的结果。所以对于长期卧床的高龄者要积极注意防止出现以下症状。

废用性退化综合征的症状

咽下功能的低下	活动的欲望减低	关节的异常
进食时的吞咽变弱，所以极容易发生坠积性肺炎	随着进展，很快出现抑郁症和老年性痴呆症的症状	活动的范围变得狭窄，股关节和肘关节变得不能动弹
压迫性末梢神经功能障碍	心肺功能低下	直立性低血压
由于压迫了末梢神经，会出现面瘫的表现	长期卧床会造成心肺的负担加重，出现心悸、气喘和排痰困难	长期卧床，一旦起来就会发生低血压
压疮	消化和排泄功能低下	骨骼的异常
皮肤坏死会形成压疮，平卧床时、臀部、后头部、肩胛骨处容易发病	胃肠道蠕动变弱，容易发生便秘，以及尿路结石	骨钙的丢失，容易发生骨折
脱水	肌肉萎缩	低营养状态
上半身的体液潴留，大脑判断为体液过剩，于是排尿增多而导致脱水	肌肉量减少，以至于对于高龄者来说，卧床数日就会出现站立和行走困难	长期卧床，食欲减退，营养缺乏，体力明显下降

怎样防止废用性退化综合征？

出现这种不得不卧床的"废用性退化综合征"，主要原因是患者不得不长期卧床，所以为疗养起见，如果可能，要尽可能每天让患者靠着床边、枕边，将患者的双腿下垂到床边、地面上。

老年化的身体衰弱症状有哪些以及怎样注意？

老龄化是随着年龄的增长而出现的体能下降的现象。正确理解高龄者的身体状态，是照护者进行照护工作的第一步。

1. 骨头变脆 骨骼随着年龄的增加会逐渐变脆，尤其是女性最容易发生"骨质疏松症"。随着年龄的增加，连接骨与骨的关节也会变得僵硬起来。

为了防止摔倒发生骨折，要认真消除居处台阶，容易引起磕绊的地板安置隔离板块，安装扶手。

2. 失去平衡 由于年龄的增加，肌力下降，运动神经也变得衰弱，高龄者在步行时最容易失去平衡。

3. 脏器萎缩、硬化 肝脏、脾脏、肾脏会由于年龄的增长萎缩、变小，失去弹性而硬化，只是心脏除外，它要对抗增高的血压而变得肥大。所以要谨慎对待暴饮暴食，建立起健康的生活方式。

4. 生命体征变得低下 体温、血压、脉搏以及体液的量等保持一定功能的生命体征也会变得低下。高龄者患病后恢复会很慢，免疫力也会变得低下，容易患上各种传染病。

5. 对刺激反应迟钝 我们的身体对来自外界的刺激保持着一定的反应。但是随着年龄的增长，对外界的刺激也会变得迟钝了。仔细观察高龄者对外界刺激的反应程度非常重要。

6. 后备力量变得低下 我们的身体对突发事件总是可以做出积极地应对，这称之为"后备力量"；但是随着年龄的增长也会变得应对水平低下了，对突发事件不能快速做出反应，所以在照护过程中要考虑到符合高龄者的反应速度。

老化的具体表现有哪些？

一定要注意，有些老年人外表看上去没有那么老，但是身体的各个器官和功能已经老化了，还有本人容易察觉和不容易察觉的身体老化的现象。

1. 容易察觉的身体老化现象

①视力的衰退

● 聚焦变得困难了；

● 光线不足就很难看清楚；

● 眼泪越来越少了。

解决：增加室内灯光的亮度。

②听力减退

● 渐渐变得听不到高音了；

●声音也听不到了。

解决：如果是因为耳垢太多了就清理一下耳垢。

③牙齿和牙龈问题

● 牙齿脱落和牙龈萎缩；

●龋齿和牙周炎经常发作；

● 义齿不合适了。

解决：良好的咀嚼动作可以预防。

④骨骼以及关节的衰老

●骨质疏松，容易发生骨折；

●关节僵硬；

●关节变形。

摔倒后发生骨折，常常是卧床不起的原因。

⑤运动功能减退

●平衡很难保持；

●动作变得迟缓。

解决：步行非常困难的情况下，使用手杖等辅助行走的设备或工具。

2. 不容易察觉的身体老化现象

①肺功能下降

- 肺活量减少；

- 对于肺部的感染抵抗力降低。

解决：防止误咽，注意正确的进食、进水姿势。

②心脏功能低下

- 胸痛、心悸、喘息、一站立就头晕；

- 心律不齐。

解决：避免增加心脏负担的洗过热的澡（如洗桑拿），以及避免酒后洗澡。

③血管功能低下

- 动脉硬化，血流变差；

- 血压升高。

解决：定期测量血压，正确服用降压药。

④消化功能低下

- 消化器官的运行低下；

- 胃液等消化液分泌减少。

解决：注意出现食欲不振、胃肠道不适感、便秘或腹泻的症状。

⑤泌尿功能低下

- 夜尿增多；

- 面部、小腿出现浮肿。

解决：注意不要摄入过多盐分，夜间睡前不宜过多饮水。

高龄者的心理变化有哪些？

高龄者的负面心理，是随着身体的不断衰弱和社会的作用渐渐丧失而逐渐增强的。

要理解年龄的增加是不可避免的事情，这是积极的认识；也有年龄增加了但坚持不变的东西，如性格。老化，不仅会导致消极的一面，也会带来积极的一面，所以要以心灵沟通的方式进行照护，尊重其特有的性格和行为模式为其做好照护。

1. 消极的方面 随着年龄的增长，身体功能越来越衰退，而且由于退休渐渐淡出社会，这对于高龄者来说是极大的负面心理影响。对健康产生的不安感、封闭家中与人的交往变得淡薄、活动日益减少的倾向，都是高龄者产生负面心理的原因。

据统计，日本每年有超过 1 万名高龄者自杀，而且据调查发现，自杀与抑郁症关系非常紧密。

解决：高龄者的心理封闭状态是无法逃避的现实，要多与之交流。

2. 积极的方面 年龄的增长也有积极的一面。

以性格区分，有"神经质倾向""外向型""开放型""调和型""诚实型"5 个方面。随着年龄的增长，"调和型""诚实型"更为积极向上。另外，还有记忆力和智力的区分。体验的记忆（情节）的低下、对将来事物发展的判断（展望记忆），高龄者往往优于年轻人。还有发现，对于根据经验和知识产生的对各种事务的处理能力（社会智力），60 岁的人最为发达。

解决：怀着对知识和体验的敬意，要善于多倾听高龄者的意见。

3. 不变的一面 "自己是什么样的性格，就是什么样的人"。性格是不会变的，即使到了一定的年龄，年轻时形成的性格也不会轻易改变。所以照护者一定要尊重患者的尊严，尽管是老年性痴呆症患者，也要诚心相对。

解决：要下功夫采用适应高龄者性格的方法照护他们。

什么是高龄者心理的三个方面？

1. 消极的方面

● 健康度低下；

● 经常怀有不安，情绪是消沉的；

● 视觉、听觉、嗅觉、味觉功能下降，以致与人交流减少，处于孤独之中；

● 大脑衰老，记忆力低下，回忆困难；

● 社会的作用丧失：配偶的去世以及子女的独立，使得退休后丧失社会地位和作用而更加孤独，自尊心受到极大的伤害；

● 抑郁症等精神伤害的发生：疾病以及丧失社会地位和作用，更加容易患上抑郁症。

2. 积极的方面

● 知识与判断力：具备常年的经验以及学习获得的丰富知识，能够妥善地处理各种事务；

● 具有前瞻性的判断：在服药的规律性和处理人际关系方面具有一定的优势，对于前瞻性的判断也优于年轻人；

● 调和性与诚实性也具有优势：对于他人的求助也能够凭借良心行事；

● 意志坚毅：在突发事件发生时，能够临危不惧，妥善处理。

3. 不变的方面

● 自我意识：自我性格没有改变；

● 性格与行为模式：展示出特有的性格以及行为。

老年化与疾病主要有哪些？

高龄者多是呈现多病状态。高龄者的功能减退，很容易产生各种各样的疾病。不同的功能减退加之高龄，会产生不同的疾病。

1. 大脑·神经·代谢系统　大脑和神经系统功能的衰退，会造成脑细胞的萎缩，即大脑萎缩。全身的代谢功能下降，会导致成长激素和性激素分泌量减少。免疫力也会相应地下降，对于痛觉和温度觉越发不敏感，皮肤也会变得干燥。

主要疾病　脑卒中（脑出血、脑梗死）、老年性痴呆症（阿尔茨海默病）、帕金森病、糖尿病、甲状腺疾患、烧烫伤、老年性皮肤瘙痒症等。

2. 牙齿·口腔　高龄者容易患上牙周病（牙周脓肿），因此会造成牙齿的缺失。舌头上的味蕾减少，对食盐的感觉下降。口腔的维护（刷牙、洗牙）减少及质量下降，也是呼吸道疾病发作的原因之一。

主要疾病　牙周病、味觉障碍等。

3. 循环系统　由于心脏肥大、心肌衰弱，运送血液的能力下降。血管硬化，血管内皮生成的钙化和脂肪斑块增多。

主要疾病　心律不齐、缺血性心脏病（心绞痛、心肌梗死）、心脏瓣膜病、心功能不全、高血压、动脉硬化、大动脉瘤、静脉瘤、闭塞性动脉硬化症、急性动脉栓塞、白血病等。

4. 运动系统（骨·关节·肌肉）

骨　由于制造骨骼的钙量减少，骨骼的内部处于疏松状态，所以一旦摔倒很容易发生骨折。

主要疾病　骨质疏松症、骨折。

关节　由于关节液的减少，关节的活动不灵活，导致关节软骨衰弱，活动受限，产生关节疼痛。

主要疾病　变形性关节炎、风湿性关节炎（尤其是女性）、椎间盘突出症、椎管狭窄症等。

肌肉 肌肉萎缩。

主要疾病 牵引痛等。

5. 感觉系统（视觉·听觉·嗅觉）

视觉 泪腺衰退，眼角膜混浊，虹膜的调光功能低下造成暗适应功能减退，即在暗环境下看不清楚。

主要疾病 老花眼、青光眼、白内障。

听觉 听神经变得衰弱，听高音日益变得困难。

主要疾病 重听（耳背）、耳鸣。

嗅觉 鼻黏膜的衰退导致容易发生炎症。除了视觉、听觉以外，嗅觉也渐渐地衰退，尤其是阿尔茨海默症初期常常会出现嗅觉明显降低的现象。

主要疾病 嗅觉障碍。

6. 呼吸系统 负责咳嗽的神经和肌肉的功能衰退，会造成咳痰困难；扁桃腺萎缩，免疫功能低下；不容易出现咳嗽、咳痰、发热等典型肺炎症状；异物进入肺脏易造成吸入性肺炎。

主要疾病 肺炎（尤其是吸入性肺炎）、气管炎、支气管炎、慢性阻塞性肺炎（COPD）。

7. 消化系统 由于唾液、胃液、胆汁和胰腺液的分泌减少，以及胃肠道的蠕动功能减弱，造成消化功能下降；由于肝脏的功能下降，对于营养、酒精以及药物的代谢均变差了。

主要疾病 胃溃疡、各种胃炎、消化器官癌症、肠道闭塞、便秘、腹泻、肝硬化、胆石症等。

8. 泌尿系统 由于肾脏功能的低下，会出现尿频、手足浮肿，以及药物的代谢产物排泄不畅等各种症状；女性由于盆底肌的松弛，会出现尿漏现象；男性出现由于前列腺肥大导致的排尿困难。

主要疾病 夜间尿频、尿路结石、肾功能不全、（男性）前列腺肥大、（女性）子宫脱垂等。

什么是高龄者的尿失禁？

一般说来，高龄者受到尿道括约肌等相关肌肉松弛、脑血管障碍、前列腺肥大、老年性痴呆症等现象或疾病的影响，常常容易发生不是依从自己的意愿而排尿的现象，称之为尿失禁。另外，由于步行困难，来不及走到卫生间即排尿，以及服用利尿剂、降压药等药物的副作用，也可以导致尿失禁。

尿失禁对于高龄者来说也是造成焦虑、不安的原因之一。这样的话，再加之没有及时清洗，阴部不洁也会产生不快感，甚至会成为压疮的主要原因之一。

以不伤害患者的自尊心为原则，尽可能解决患者排泄的事情。

为了保持高龄者的自立能力，尽可能地不使用尿不湿或纸尿裤一类的物品。

种类	症状与原因
腹压性尿失禁	由于咳嗽或突然站立时腹压突然增高，导致尿漏的发生 **主要原因** 包括尿道括约肌在内的相关肌群的松弛以及多次分娩的患者（女性）
紧迫性尿失禁	突然出现的尿意以及尿频 **主要原因** 脑血管障碍、脑肿瘤、尿路感染等
溢出性尿失禁	膀胱的收缩功能低下，造成尿潴留的溢出，还有排尿障碍 **主要原因** 前列腺肥大（男性）、糖尿病性神经障碍等
功能性尿失禁	来不及走到卫生间 **主要原因** 步行困难、四肢麻痹、老年性痴呆症等
反射性尿失禁	没有尿意而发生的尿漏 **主要原因** 脊髓损伤

高龄者的高血压怎样应对？

据调查，65 岁以上人群约有 60% 的高血压患者。而高龄者中，以高压（收缩压）增高，与低压（舒张压）之间的压差较大者为多见。于是这便成为了引起心肌梗死的原因之一。

另外，我们称高血压是"沉默的杀手"，因为有些时候高血压并不会出现头痛、头昏、视物模糊、心悸、眩晕等高血压症状，如果高龄者不是经常测量血压，一旦置之不理，就可能病情加重，合并发生糖尿病、血脂异常等疾病。

血压的正常值（mmHg）：120/80。

75 岁以上高龄者目标血压（mmHg）：150/90。

高龄者高血压的注意点

• 收缩期血压的上升和脉压差的增加，是脑卒中和心肌梗死等疾病的主要原因

• 虽然测量血压时是增高的，但是若没有症状而放任不管，就会导致心、脑、肾等疾病继续进展

• 容易合并糖尿病、血脂异常（高脂血症）、慢性阻塞性肺炎（COPD）等疾病

• 突然将很高的血压降下来的话，患者的状态可能会出现恶化（应当慢慢地降低血压）

高血压的一般对策是：①低盐饮食；②适量运动；③减轻精神压力。提倡这样的健康生活方式是非常重要的。

每天宜固定时间测量血压。测量前 30 分钟要避免剧烈运动，避免饮茶水、咖啡等刺激性饮料。

高龄者的心脏病怎样应对？

高龄者的心脏病是由于为心脏输送血液的冠状动脉硬化、变细，其结果就使得血液供应量减少。这也叫作"缺血性心脏疾病"。

缺血性心脏病出现心前区勒绞状的疼痛，叫作"心绞痛"；如果血栓将血管完全堵塞，疼痛会比心绞痛更加剧烈，而且时间也更长，叫作"心肌梗死"。

心绞痛时，可以服用硝酸甘油或速效救心丸治疗。心肌梗死则要采用溶栓、放置支架扩张血管或者心脏搭桥术进行治疗。

除此之外，心脏乱跳的"心律不齐"、导致心脏瓣膜异常的"瓣膜病"也是高龄者中比较常见的疾病。

注意：洗热水澡特别是在浴盆泡澡时，温度过高会增加心脏负担，所以时间不宜长久；饮酒后入浴也会诱发急性心功能不全，所以也要绝对禁止。

高龄者的糖尿病怎样应对？

随着年龄增大，胰岛素的分泌不足、作用降低，高龄者容易患上糖尿病。"糖尿病性视网膜症""糖尿病性神经炎""糖尿病肾病"是高龄者糖尿病的三大并发症。另外，诸如老年性痴呆症、抑郁症、骨折、日常生活的动作低下，也是高龄者糖尿病的危险因素。

高龄者患糖尿病合并糖尿病性视网膜症，最后造成失明者不在少数。

符合下面条件之一就可以诊断为糖尿病。

①空腹大于 7.0mmol/L

②随机血糖大于 11.1mmol/L

③伴有糖化血红蛋白大于 6.5%

糖尿病的特征

分类	**1 型糖尿病**　由于胰岛素分泌异常导致的胰岛素依赖型
	2 型糖尿病　非胰岛素依赖型
	※90％的糖尿病患者为 2 型糖尿病
发病因素	不健康的生活方式、遗传
病态	持续的高血糖，血液中糖分分解能力低下，蛋白质和脂肪的代谢也出现异常
主要症状	口渴、多饮、多尿、体重减少、昏睡（重症时）
合并症	主要是糖尿病性视网膜症、糖尿病性神经炎、糖尿病肾病
治疗方法	控制饮食、适量运动、注射胰岛素和口服降糖药等

糖尿病患者应当在饮食疗法、运动疗法的同时，遵照医生的医嘱使用降糖药物，将血糖值控制在正常值以内。

高龄者的骨与关节疾病怎样应对？

这是一组以骨与关节疼痛为主要症状的疾病。高龄者首先要注意有无骨质疏松症。

骨质疏松症就是由于骨量的减少，骨质呈蜂窝状，特别是女性患者在50 岁左右闭经后发展迅速，所以也称"闭经后骨质疏松症"。

骨质疏松症不仅仅是骨折的问题，同时还会出现后背以及腰部疼痛。变形性关节炎和变形性脊柱炎也是高龄者多发疾病。变形性关节炎是关节软骨的减少及受到骨质的直接接触、磨损增加的结果，会产生关节肿痛。高龄者膝盖疼痛大多是由于变形性关节炎所引起的。

对于骨质疏松症来说，应当多吃含有钙质和蛋白质的食物，适当使用药物治疗。

多晒太阳，可以增加促进钙质吸收的维生素 D，所以天气好的时候应当让患者多外出散步、晒太阳。

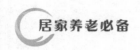

高龄者的脑卒中怎样应对？

脑卒中是脑血管病的总称。由于脑血管病发生异常后会伤害到中枢神经，所以尽管可能挽回了生命，却会造成半身麻痹、语言障碍等后遗症。在脑卒中里，脑血管破裂叫作"脑出血"，脑血管梗死叫作"脑梗死"；还有发生多发性脑梗死而造成脑萎缩的，也是老年性痴呆症的病因之一。

一旦出现脑卒中的症状，必须将患者的头部放平，全身采取平卧姿势，迅速呼叫救护车。

脑卒中的四种表现

	种类	主要症状
脑出血	**脑内出血** 大脑内的毛细血管破裂出血 高血压是主要因素	• 面部或半身出现麻痹或瘫痪 • 言语不清、头晕 • 走路打晃 • 视物双重影或单眼失明
	蛛网膜下腔出血 大脑的蛛网膜下腔血管破裂、出血 多数是由于动脉瘤破裂引起的。高龄者常见由于动脉硬化导致动脉瘤的发生	• 突然剧烈的头疼 • 呕吐 • 抽搐 • 意识障碍
脑梗死	**脑血栓** 由于动脉硬化，变得狭窄的血管坏死或血液受堵成为血栓，血流至此被堵塞，造成大脑的一部分坏死。高血压、糖尿病、血脂异常是危险因素	• 面部或半身出现麻痹或瘫痪 • 言语不清 • 走路不稳、摇晃 • 视物双重影或单眼失明 • 眩晕
	脑栓塞症 位于心脏或颈部坏死的血栓脱落，随血流到达大脑的动脉，并且形成堵塞，致使大脑部分坏死	• 突然出现与脑血栓同样的症状 • 抽搐 • （特有的后遗症）癫痫

高龄者的肺炎（吞咽性肺炎）怎样应对？

高龄者第一位的死因就是肺炎。要特别注意的是含有细菌的水分、食物进入到气管后引起的肺炎，即"吞咽性肺炎"。

高龄者对于排出进入到气管的异物（咳嗽）的反射已经变得迟钝，所以常常会造成误入气管而发生吞咽性肺炎的事件。

一定要做到进食后刷牙、漱口，及时治疗牙病和补充水分。

不要躺着进食非常重要，而且进食速度要慢。

高龄者的眼睛疾病怎样应对？

高龄者因身体各个功能下降，从而导致视力变得低下，暗适应力也会变得迟钝。

1. 花眼　晶状体变硬，致使睫状体无法调节眼球，因此无法看清近处的物体。

2. 白内障　构成晶状体的蛋白质老化变性，使得晶状体变得混浊。

3. 青光眼　由于眼压的上升，压迫了视神经乳头，视乳头变得凹陷，造成视野缺陷。

高龄者要特别注意眼睛疾病，包括由于调整力变得低下而看不清导致的"花眼"、由于玻璃体混浊造成视力下降的"白内障"、视神经损伤导致视野缺陷的"青光眼"三种。

花眼可以采用花眼（或远近两用）的眼镜解决。

白内障则需要进行手术，安装人工晶状体恢复视力。

青光眼则要进行抑制其进展，虽然目前还不能恢复失去的视野，但是放置不管，就会造成失明。

由于高龄者对黑暗的适应很慢，所以在室内时要尽早开灯。

在紫外线光照很强的时候外出，一定要戴上墨镜或太阳镜。

高龄者的帕金森病怎样应对？

帕金森病是由于大脑神经的传递物质多巴胺不足而引起的神经病变。原因不明，但是多发于50岁以后的人群。

主要症状为：①手足震颤；②肌肉僵硬；③动作迟钝；④蜡样姿势及步行障碍等。

帕金森病以卧床不起和痴呆症为主要原因。如果放任不管，病情就会不断发展。因此及时治疗是非常关键的。

帕金森病的四大症状

手足震颤	肌肉僵硬
规律的震颤	屈肘状态时，让其伸展极其困难
动作迟钝	**蜡样姿势及步行障碍**
动作延迟	步行时，跨出第一步时非常困难

在日常生活中观察，有无手足震颤。

进行适当的治疗和体能恢复训练，可以延缓帕金森病的进展。

高龄者的脱水怎样应对？

由于高龄者体内的水分减少，常常很容易发生脱水现象。

对高龄者来说，脱水是万病之源。如果放任不管，将会危及生命。

1. 什么是脱水　一般来说，人体的一半是水分。水分的作用是调节体温，运送营养物质和氧气，排泄废物，是维持生命必不可少的物质。体内的水分经过出汗、排尿等形式排出。健康成年人每天要丢失2.5升的水分，而高龄者则是2升左右。通过饮水和进食补充的水分，使得体内保持着动态平衡。

由于高龄者储存水分的肌肉萎缩，肾脏功能低下而导致尿量增加，所以会造成体内的水分不足，容易造成"脱水"。

解决：要调查了解高龄者每日水分的摄入量。

2. 脱水的症状　脱水的自觉症状很不明显，所以在早期发现比较困难，最初的表现是患者的活动力下降。所以如果发现高龄者没有精神、动作迟缓，就要警惕脱水症。低热、恶心和呕吐、肋下皮肤干燥，都是较重的脱水症候。如果不加注意，2~3天后就会出现意识障碍，进而陷入昏睡状态。

解决：高龄者每次饮水的量不多，所以要采取"少量多次"的方法饮水，以防止脱水症的发生。

3. 脱水的处置　在自己可以口服饮水的情况下，通过喝白开水、淡茶水等进行补充，要以一次少量、多次饮用为原则。因为如果一次大口或多量，就有误入气管的风险。如果患者没有饮水的力量或无法经口饮水，就只好通过静脉输液的方法补充水分，这时候就要呼叫救护车送到医院进行。

高龄者的老年性痴呆症怎样应对？

据统计，每10名65岁以上老年人中就有一名老年性痴呆症患者。

对于老年性痴呆症患者，照护的关键是行动障碍和心理症状，要妥善应对。

1. 什么是老年性痴呆症　老年性痴呆症就是由于种种原因导致大脑病变造成认知功能低下，进而对日常生活造成影响的状态的统称。

老年性痴呆症患者的"认识""理解"和"判断"三种认知功能丧失，因此就无法知道"这里是什么地方""为什么在这里"和"做什么好"，并且会产生行动上的混乱和心理上的不安。

2. 老年性痴呆症的病因　老年性痴呆症的病因有许多种，有50%左右的患者属于"阿尔茨海默症型"，其他患者为由于脑梗死等造成的脑血管障碍（血管性痴呆症）和路易小体型痴呆症。

如果怀疑患上了老年性痴呆症，就要到专科医院进行诊断和治疗。

3. 老年性痴呆症的主要症状　老年性痴呆症的主要症状有"核心症状"和"行为·心理症状"。

一方面，核心症状包括由于大脑变性导致的认知障碍，例如有对方位的判别障碍、理解力和判断力低下的表现等。

另一方面，行为·心理症状，产生的主要因素是患者所处的环境和患者的心理、性格等，加上核心症状的影响而构成各种各样的日常生活中的困难，甚至可能会因此产生暴力、不洁性行为（乱交）等不良社会问题，以及抑郁症、妄想症等精神障碍。

一般从医学上认识痴呆症的方法是，如何抑制导致大脑变性的过程；而专业的照护对于改善痴呆症的"核心症状"和"行为·心理症状"具有非常重要的作用。

老年性痴呆症的表现各种多样，大致可以分成下面几个类型。

老年性痴呆症的类型

矛盾型	始终处于不安和思维混乱之中，一旦被制止就会出现剧烈的反抗；孤独感很强烈；随便将异物吃进嘴里（异食癖）；喜欢收集家里的垃圾、杂物（异物癖）；玩弄大便等现象
游走型	无法从不安和思维混乱之中解脱出来；对自己周围的人和事毫无兴趣、漠不关心；整日发呆、面无表情、没有动作；进食困难；不洗澡，不更换衣服
回归型	由于不能从现实的不安和思维混乱之中解脱出来，所以整日沉浸在"往日辉煌"之中；女性则回归到自己的少女时代状态
身体不适型	每天饮水不足以及便秘的原因，常常导致问题的发生。经常是入夜后异常兴奋、徘徊、大声吵闹等
环境不适应型	无法适应新环境，拒绝照护工作者的照护，常常使出粗暴行为。多为学历较高的男性
智力衰退型	明显的智力衰退状态，常常犹如迷路的孩子一般找不到家，在家中也常常找不到洗手间而到处便溺

1. 很好地处理有可能改善的行为·心理症状非常重要。积极调整患者的"补充水分""进食""运动"和"便秘"等生活规律的问题。

2. 依据患者的心态，尽可能掌握并做到"不为难""不强制"和"不制止"三个原则。

3. 不要一个人照护患者是非常重要的，要积极通过其他照护人员、保姆和家政员等的协助进行照护。

使用经管营养液的注意点是什么？

所谓的经管营养液，就是指建立管状通道将营养液直接灌输到胃的方法。这是因各种原因导致被照护者无法对食物进行咀嚼和咽下的困难情况下而必须遵照医嘱进行的照护操作。对胃瘘、肠瘘等需要经管鼻饲的操作者，必须是经过了一定的专业学习、培训并且完全合格的照护者。

1. 鼻饲营养法　将一支鼻饲管通过被照护者单侧的鼻腔直接插入被照护者的胃中，补充各种流质的营养和水分的方法。

2. 胃造瘘经管营养法　胃造瘘是经管输送营养的方法之一。在腹部或胃部通过造瘘的方法开创一个小孔，留置导管以补充营养和水分。经过导管向胃内输送食物和水分，结束后还应当将导管封闭。

胃造瘘可以输送营养液，而且还可以维持体内的电解质平衡。照护者准确地遵循医生、护士、营养医生的要求进行操作是非常重要的。

另外，输送营养液和食物的速度不可以过快，而且在配比的浓度不合适的情况下，还常常会引起腹痛和腹泻。

3. 空肠（肠瘘）经管营养法　在空肠（小肠的一部分）肠壁上造瘘，留置导管补充营养和水分。

4. 中心静脉营养法　在位于锁骨下的静脉或大腿根部的静脉留置导管，补充营养和水分。

5. 日常照护的注意点

①在造瘘孔的四周，要用浸湿了的纱布或棉棒擦拭，以保持其干燥和清洁；

②在被照护者不能经口摄入食物和营养的情况下，也要经常清洁口腔，以保持口腔的健康状态；

③如果发现造瘘口或穿刺部位出现红且感觉到热、肿，出现化脓等异常情况，应当立即联系医生。

使用吸痰器的注意点是什么？

吸痰器就是被照护者凭借自己的力量无法排出痰液时使用的吸痰仪器，对于口腔、鼻腔、气管套管等存留唾液、鼻涕、痰液使用导管排出。吸痰的过程可能会比较痛苦和疼痛，所以要注意以下几点。

①吸痰液的时候，身体处于一种缺氧的状态，所以时间不宜过长，最好一次 10 ~ 15 秒；

②由于导管是直接进到体内，所以手、器具如果被污染了会造成感染；

③气管的黏膜非常脆弱，如果损伤了会造成出血、感染。由于吸痰刺激会使呼吸状态恶化，也可能会造成呕吐，所以一定要谨慎操作！

注意：使用吸痰器的操作者，必须是经过了一定的专业学习、培训并且完全合格的照护者。

使用气管插管的注意点是什么？

气管插管是对于那些无法自主呼吸以及排痰困难的被照护者，采取气管切开，然后插入导管以确保呼吸道通畅的方法。常常用于因长期的、慢性呼吸系统疾病而导致精神意识障碍或者严重的脑血管病后遗症的被照护者。

被照护者在使用气管插管时，要注意以下几点。操作者也应当是得到了医院专业医生、护士对其资质、能力给予肯定的人。

1. 安装了气管插管是不能发音的，与被照护者的交谈，必须使用音频真空管或者笔谈的方式。如果是笔谈，应当首先将笔和纸放置于方便使用的位置。

2. 医生应当定期更换气管插管。

3. 气管插管通常是处于无菌状态的，必须注意接触的器具和自己的手的清洁卫生。

4. 为了保证吸引顺畅，室内必须保持一定的湿度。

5. 注意观察和盯住被照护者的手勿触碰气管插管，并且要避免给被照护者带来负担。

注意：使用气管插管的操作者，必须是经过了一定的专业学习、培训并且完全合格的照护者。

膀胱留置导尿管的注意点是什么？

所谓的膀胱留置导尿管，即是将导尿管经过尿道插入膀胱内留置，以排出膀胱内尿液的方法。注意的是，要将排出的尿液储留在专用的尿袋之中。

日常照护的重点

1. 为了防止细菌的感染和皮肤的破溃，要保持尿道口的清洁。

2. 如果储尿袋的位置高于膀胱，就会造成尿液反流，所以放置和移动储尿袋要特别注意。

3. 如果发现被照护者有如下变化，一定要迅速通知医生。

①尿量比平时明显减少；

②尿的颜色与平时明显不同；

③尿液里含有异物；

④尿液浑浊；

⑤导尿管被拔出了；

⑥固定导尿管的胶布松懈了；

⑦发生了尿漏。

注意：使用膀胱留置导尿管的操作者，必须是经过了一定的专业学习、培训并且完全合格的照护者。

怎样提高被照护者从口腔进食的能力？

通过口腔摄取食物，不仅仅是为了获取营养和能量，而且也是一件欢愉的事情，对于大脑来讲也是利点多多的。照护者应该促进被照护者提高从口腔进食的能力和食欲。那么，怎样提高被照护者从口腔进食的能力呢？

1. 食物的颜色、形状、味道及咀嚼的声音，都可以通过大脑的视觉以及嗅觉、味觉、听觉、触觉给予进食者以刺激。

2. 维持并且锻炼被照护者的咀嚼和吞咽能力。

3. 通过利用手指使用筷子、勺子等各种食器，训练被照护者的经口腔进食功能。

照护进食的基本方法是什么？

1. 饭前首先解决排泄。

2. 清洁口腔以及双手，戴好围嘴。

3. 饭菜要温凉适宜。

4. 注意摆放顺序。

5. 尽量将卧室与进食处区分开，即寝食分离。

6. 坐在座位上进食。

7. 餐桌以肘部的高度为宜，身体与餐桌有一拳左右的距离，头部微微前倾。

8. 腰部稳定，双脚放在地面，膝关节呈90°。

照护进食的关键是什么？

稳定被照护者的进食姿势，防止误咽。

怎样照护进食？

1. 照护者坐在被照护者斜前方的位置。双方的座位应当同等高度，以便观察被照护者的吞咽情况。

2. 为了湿润口腔，可以在进食前稍稍进食少量的菜汤或肉汤。

3. 进食结束后，应当让被照护者用淡茶水等漱口，清洁口腔。

怎样照护在床上进食？

1. 把床摇起上半部，呈坐位，支起上半身，稍稍前倾。

2. 膝盖下方可以垫上软物，使被照护者感觉舒适。

3. 小餐桌尽量靠近身体。

4. 如果被照护者可以独自进食，照护者则坐在一旁监护观察。

5. 视被照护者的需要，及时收拾如鱼刺、骨头等食物的残渣，方便其进食。

6. 注意不要让饭菜污染衣服、床单等物品。

7. 进食后清洁口腔。

进食时的吞咽过程是怎样的？

食物到达胃部要经过进食、咽下的步骤。

1. 先行期：认识食物的形状、数量、性质。

2. 准备期：把大块食物切碎，形成可以咽下的食物块。

3. 口腔期：将食物咽下至喉头部。

4. 喉头期：将食物从喉头部咽下至食管。

5. 食管期：食物从食管送入胃中。

怎样预防误咽？

咀嚼和咽下困难的人，很容易将一部分食物误咽到气管，从而发生窒息；还会引发吸入性肺炎，导致并发症而危及健康与生命。

要使被照护者不发生误咽，正确的进食姿势和能够愉快进食非常重要。在床上进食的时候，一定要将上半身（床）抬起 15°～30°，呈颈部前屈位。这个位置需要保持下颌与颈部之间三只手指的距离。

站立着照护被照护者的进食姿势时，对方向上方探望、下颌前突，是最容易发生误咽的姿势。所以双方最好采用坐位进食。

容易发生误咽的食物有哪些？

容易黏着的食物：年糕。

难以嚼碎的食物：魔芋、香菇、榛果球等。

必须以很小的形状咽下的：豆子、中药的水丸。

饮料里有水果块的：水果罐头、果粒酸奶。

怎样预防脱水？

一个成年人的体内大约有 60% 的含水量。高龄者约有 50% 的含水量，而且由于渴觉中枢的功能低下，当口渴的时候也不会有所感觉，或因不便饮水却总要排尿，造成减少进水，于是便会发生脱水。

为了预防脱水，对于成年人来说，除去每日正常进食外，还要保证每日补充1000～1500毫升的水分。下午茶、散步、洗浴后还应当适当补充水分。特别注意水性饮品容易发生噎住的情况，例如进食土豆泥、果冻、水果罐头、果粒酸奶等。

还要注意观察被照护者的尿量、口唇、食欲、发呆的状态及其有无，因为这些都是脱水前的征兆。

什么是正确的饮水姿势？

1. 坐位的时候，头部微微前倾，脚底稳稳地踏在地板上，臀部坐稳。

2. 如果是卧位的情况下，支起上半身，头部前倾，可以使用枕头或靠垫调整。

3. 如果是颜面部的单侧偏瘫，要通过健侧饮水。

排泄的意义是什么？

排泄是与人的尊严非常相关的行为。许多人不希望让别人来照料自己下半身的问题；而且照料别人下半身的排泄也是一件非常辛苦的事情，其中也有被剥夺了自己尊严的含义。关于照料排泄的事情，重要的是要照顾到对方的心理层面，照护其可以自主的行为，保持清洁。

什么是正确的排泄姿势？

卧位的姿势进行排便、排尿时，由于重力的原因，尿潴留时的膀胱低于尿道口以下，尿潴留时的直肠也低于肛门。这些都造成了排便、排尿困难；加之肛门与直肠呈锐角，所以加重了排便的困难。

相比之下，坐位就相对容易一些。

所以要使被照护者保持前倾姿势，打开双腿（脚），脚后跟稍稍抬起，腹肌用力。

但如果是卧位，就不要采用叉开两腿用力的方法。

什么是排泄的时机？

进食后会引起胃以及结肠的反应。在胃和结肠的强力蠕动下，将形成便的食物残渣推送到直肠，从而产生便意。但是高龄者的腹压比较弱，因此自然排便就比较困难。所以一旦有了便意就要照护对方尽快排便，这就是"排便优先"的原则。

为什么要建立到卫生间排泄的意识？

人体的排泄意识是自主神经掌控的。在较为密闭的卫生间排泄，可以最大限度地保护人的隐私。而且这个时候被照护者的心态平和稳定，可以顺畅地排泄。从心理学上讲，这对于排泄是非常重要的。

照护排泄的要点是什么？

能够以坐位的形式直接到达卫生间排泄，是被照护者最为希望的事情。即使被照护者没有表示有了便意和尿意，照护者也要准确地判断出被照护者有了想要排泄的表情或神态，劝诱其去卫生间是非常重要的。若被照护者患有大小便失禁，要及时使用便盆以及尿不湿。

什么情况下要使用便携式马桶？

实在无法到卫生间排泄，或是在夜间想要排泄的时候，可以使用家庭式便携马桶。同时要考虑安装遮挡挂帘和掩饰屏，以便尽可能地保护被照护者的隐私以及使其能够在宽松的环境里顺畅地完成排泄。

怎样在卧床的状态下使用便盆照护排泄？

1. 放下遮挡帘。仰卧位，全身盖好毛巾被。从腰部到臀部铺好防水垫。

2. 屈膝，将腰部抬起，脱下内裤、内衣和裤子，在床上支起双肘（杠杆原理），用另外一只手将便盆拉进臀下方。如果抬起腰部非常困难的话，可以使用被褥垫在腰下方，然后将腰部侧卧位，放置好便盆后再仰卧过来。

3. 为了增加腹压利于排泄，可以采用抬起上半身的坐位姿势。由于排便的同时也会排尿，所以女性可以用手将湿厕纸贴在耻骨到会阴部，再并拢双膝盖；而男性可以同时排便、排尿。再将呼叫铃放置在床上手边，排泄完了呼叫来人处理。

4. 排泄后，照护者戴好一次性手套进行清洁。为了不使细菌进入阴部，使用湿厕纸时一定要从前向后（臀部）擦拭，然后再用湿热的毛巾擦拭整个臀部；摘除一次性手套后再将被照护者的内衣裤穿好，然后将床复归正常；最后卸去遮挡帘。

怎样使用纸尿裤？

使用纸尿裤可能会伤及被照护者的自尊心，这是护理照护排泄的最后手段。使用的时候，一定要注意到被照护者的隐私、心理承受能力，动作要迅速、准确，用心地清洁，这几点是非常重要的。纸尿裤的上端应当到达髂骨以上的部位，特别要注意被照护者腹股沟的皱褶处要平整。绑带时，一定要下面的绑带向上、上面的绑带向下，防止侧漏。

怎样照护浴室的入浴？

入浴不仅可以保持身体的清洁，也可以使心身得到极大地放松。即使是平日一直在床上躺着的人，也要考虑每个星期要有数次的入浴清洁。因此确保入浴的环境安全、入浴时舒适，是非常重要的。

1. 浴池的要求

池温 40℃左右；

浴槽的高度为 40 ~ 50 厘米。

2. 浴室的环境要求

浴室的温度为 22℃ ±2℃；

椅子：洗浴后坐下休息的地方；

加热器：确保在天冷的时候，脱衣处与浴室的温差不太大；

饮水：入浴前后应当及时补充水分。

照护入浴的基本要求是什么？

1. 入浴前，要确保浴室的地面与浴凳均是湿润的；确认被照护者的身体情况；入浴前已经排泄完毕；在尊重其隐私的状态下照护其更换衣服。

2. 首先稳稳地坐在浴凳上，确认池温后，再按腿脚→手→躯干的顺序，慢慢地进入到浴池之中。坐浴的话，应当用花洒先从身体的末梢开始，再冲洗其他部位。

3. 清洗身体的时候，尽可能在现场看护，遇到不易洗到的部位时上前助洗。洗浴的顺序是先上半身再下半身。臀部不好洗的时候，可以劝被照护者手扶扶手，身体微微前倾再由照护者冲洗。

4. 洗完全身后，为了防止滑倒，应当将池内以及浴室地面的泡沫、水渍擦干净。

5. 从浴凳向浴池的边缘或过渡板移动时，如果是单侧瘫痪的被照护者，应当先将其健侧放入浴池里，照护者再用自己的膝部作为支点，将其患侧放入浴池里。被照护者采取前倾、屈膝姿势，浴池的水到达胸部的高度即可。

6. 洗完后去脱衣处，擦干身体及头发，确认身体情况后，补充水分。

洗头时注意水温，并且要用手指肚清洗头发。使用吹风机时要距离头发 20 厘米的距离吹干。

怎样在卧床的情况下进行足浴？

适用于不能洗浴或因为足冷无法入眠的被照护者。

1. 采用舒适的姿势。

2. 在防水布上铺好浴巾，再放上盛有温度为 39℃ 左右的水的浴盆。

3. 先将被照护者的脚后跟慢慢进入水中，确认水温后，再将全脚浸入水中。温暖一会儿后，用擦脚布或手套，打上肥皂清洗。特别要注意仔细清洗脚趾缝。然后分别抬起左、右脚，再次清洗后擦干，放到浴巾上。

4. 拿走浴盆，再用浴巾擦拭双足。注意擦干脚趾缝。

怎样在床上侧卧位的情况下进行手臂浴？

1. 确认舒适的体位。

2. 在防水布上铺好浴巾，再放上盛有温度为 39℃ 左右的水的浴盆。

3. 照护者用手指确认水温后，再将被照护者的全手放入浴盆中。适应了水温后，用毛巾或手套，打上肥皂清洗。特别要注意仔细清洗手趾缝。然后分别抬起手臂，再次清洗后擦干，放到浴巾上。

4. 拿走浴盆，再用毛巾擦拭双手臂。注意擦干手指缝。

怎样进行身体的清洁擦拭？

清洁擦拭是当身体的情况不允许洗浴或淋浴的情况下采取的清洁方法。由于这类被照护者的体力消耗很大，一定要一边仔细观察对方的身体情况一边进行清洁擦拭。

基本要领如下所述。

1. 从四肢的末梢向身体的中心部清洁擦拭。

2. 遵循身体躯干的肌肉走向清洁擦拭。

3. 遇到关节时要用屈举的方法进行清洁擦拭。

4. 尊重被照护者的隐私，尽可能小地暴露其躯干等肌肉部分。

5. 每进行一步要对被照护者说明，征得其同意后再进行清洁擦拭。

6. 毛巾的使用方法：毛巾最好裹在手上擦拭，或者使用洗澡手套。要注意接触到被照护者下垂的肌肉时会被照护者产生不快感。

口腔护理的好处有哪些？

与通过口腔进食一样，口腔的护理也是一生中的大事。如果口腔护理不当，就会产生龋齿及牙周病，从而影响进食、咽下以及全身健康。口腔护理时的基本要求：口腔护理时，照护者必须戴好一次性手套。

口腔护理的好处如下所述。

1. 可以预防龋齿、牙周病和口臭等。

2. 可以预防由于牙周病引起的糖尿病、心脏疾患等。

3. 可以清洁舌头、口腔黏膜。

4. 可以使咀嚼、吞咽顺畅。

5. 可以使发音流利、顺畅。

6. 可以预防吞咽性肺炎。

7. 可以促进口腔唾液的分泌。

8. 可以增进食欲。

9. 可以使生活变得愉快。

怎样照护刷牙？

1. 首先令被照护者轻松地漱漱口。如果使用牙膏的话，取 1 厘米长短的牙膏挤在牙刷上，然后像执笔的方式握住牙刷。

2. 用牙刷的刷毛对牙齿面呈 90°，牙龈处呈 45°。

3. 平均将每颗牙齿轻柔地刷动 20 次。对于容易存留残渣的深部牙齿及其之间，用牙刷的尖端处认真刷。用牙刷的尖端和牙线清洁牙齿效果更好。

4. 刷完牙后，再用清水漱口。

口腔内的清洁法是怎样的？

1. 如果有义齿的话，应当先将其摘下。用海绵棒或医用纱布弄湿后再轻轻地清洁口腔。

2. 将海绵棒或医用纱布用水杯里的水蘸湿，以不滴水为限。为了不使污垢或细菌进到口腔的深处，从里向外（照护者一侧）擦拭。如果单侧麻痹，那么污物极可能留存在患侧，所以要仔细擦拭患侧。

注意：海绵棒的使用方法如下所述。

为了防止污物的误咽，使用海绵棒的时候应当从内侧向外侧（照护者一侧）滚动清洁。

如果需要擦拭口腔里或口腔黏膜上黏黏糊糊的异物，就要用牙刷或海绵棒纤细的部位加力擦拭。如果舌部出现了明显的苔藓，就要用舌棒刷拭。

3. 将摘下的义齿用流动的清水洗净。

安装义齿按照先上后下的顺序。

如果是在夜间，就要将义齿放置在装有清洁剂的有盖的水杯里加以浸泡保存。

怎样照护更换衣服？

即使是躺在床上，一天穿着衣服也会使被照护者感到精神不适。所以应当在早上的时候将昨天晚上穿上的睡衣替换下来。如果每天的生活进行转换，心情也就会随之丰富多彩。另外，脱换衣服的时候，可以不将衣扣系上，可以留着让被照护者练习系扣、解扣。

脱换衣服的基本操作如下所述。

1. 将脱换衣服的事情告知被照护者后，让其选择喜欢的衣服。

2. 脱换衣服的时候可以用毛巾被盖住被照护者的身体，以尊重其隐私。

3. 脱换衣服尽可能由本人操作，必要时再为其照护。

4. 在有瘫痪的情况时，为了减轻被照护者的负担，应当按先脱健侧、先穿患侧的顺序。

5. 脱换衣服的时候，应当注意观察有无皮肤破溃或外伤等。

适合高龄及身障者的衣服应当是什么样的？

1. 夜间的睡衣，应当采用容易吸收汗水、皮肤有污垢和有外伤时接触感觉轻柔的棉织物为宜。

2. 以有利于照护者帮助被照护者脱换以及不发生压疮的衣服为宜。为了防止压疮的发生，衣服的背部不应当有背缝，以对肌肤感受轻柔为宜。

3. 对在卧床状态的瘫痪被照护者，以前开式、前面拉链式的衣服为宜。

4. 衣服的材料应当避免容易产生静电、皮肤过敏的化纤材质，而以吸湿性好的棉织品为宜。

怎样变换体位？

长时间的同一种姿势卧床，会造成同一部位的压迫进而血液循环变差、产生压疮等伤害事件。因此长期卧床者一定要定时翻身，变换体位。体位变换的目的与效果如下所述。

1. 减轻由于长期同一种姿势带来的痛苦。

2. 预防压疮的发生。

3. 预防因身体长期同一种姿势而产生肢体挛缩以及变形。

4. 预防因长期一个部位的压迫而造成神经麻痹。

5. 开阔胸廓，促进肺的扩张，呼吸顺畅。

6. 有利于排痰。

7. 预防血栓以及全身的浮肿发生。

8. 促进内脏器官的功能运行。

怎样从仰卧位转换到侧卧位？

1. 从床的中央翻身至床的一侧。

2. 让被照护者的脸偏向照护者，同时将枕头也拉向照护者。被照护者的双手交叉置于胸前。利用扭矩的原理，将被照护者的双膝尽可能地弯曲、增高，再搬动被照护者的双膝和肩膀。

3. 先放倒膝盖，再依次转动骨盆和肩膀。

4. 照护者站于被照护者的身后，将其腰部向后拉，将支撑身体的髂骨水平向床的一侧牵引，同时将其轻轻推向前方，形成"〈"字形的状态。确认被照护者感觉舒适之后，再将枕头置于腰部进行阻挡。

被照护者乘坐轮椅的作用是什么？

轮椅对于步行困难者来说，是最重要的助行工具，也是扩大活动范围的重要移动手段。照护轮椅的乘行者，保障其安全，避免危险的发生，舒适乘坐是非常重要的。

被照护者乘坐轮椅时要注意什么？

1. 刹车是否有效。

2. 双手臂是否放在扶手并且确认安全的位置上。

3. 双脚是否放稳在脚踏板上。

4. 身体有无前倾或很不舒服的样子。

5. 裙子或毛毯下摆是否卡在了轮子上。

6. 车轮的气压是否正常。

轮椅怎样超越障碍物？

1. 停在障碍物前，并告知被照护者将要翘起轮椅的前部跨越障碍物。照护者的脚踏在后横杠上，向后翘起轮椅，同时令被照护者双手握紧扶手，然后跨越障碍物。

2. 最后抬起后轮超越障碍物后，稳稳地放平轮椅。

注意：在跨越障碍物的时候以及跨越后，一定要大声嘱咐和提醒被照护者。

轮椅怎样通过坡道以及沙砾路（不平整的路段）？

1. 慢慢上坡时，告知被照护者，同时照护者双手握紧扶手、身体微微前倾。

2. 下坡道时要嘱咐被照护者坐稳，不要被滑出座位。如果道路不好，要提前告知被照护者，将前轮翘起，仅用后轮行走。要被照护者向后仰起并要坐稳。

轮椅怎样跨越台阶或小河沟？

1. 上台阶时，在台阶前停止，告知被照护者后，再把轮椅的前端抬起。前轮（小轮）上了台阶后再一边行走一边把后轮（大轮）抬上台阶。

2. 下台阶时，每下一个台阶要停一下，先下大轮再下小轮。速度要慢。

3. 跨越河沟时要告知被照护者，和上台阶时一样，微微抬起前轮，跨越后再将后轮悬浮越过河沟。

怎样确定手杖的重点？

无论是否有无瘫痪，使用手杖时都必须检验手杖是否安全无损。

1. 手杖的高度 高度为从地面算起，到人体的大转子位置；或者手杖的尖端放置于脚尖前方 15 厘米时，手臂还可以有 150° 的余地。

2. 手杖前端的橡胶垫 完好而没有严重磨损。

3. 手柄 手握合适。

4. 手杖的长度 如果是驼背的老年人，要以手臂弯曲的程度决定手杖的长度。

十字形手杖的正确握法是怎样的？

关于十字形手杖的使用，拇指和示指握住短的部分，其他三个手指握住长的部分。最重要的是，示指与中指才是握牢手杖的关键。这样的握法方向不可出现差错。

什么是运动功能障碍？

运动功能障碍是大脑的损伤导致的，与其他的功能障碍原因不同，症状也就不同。如果是脑损伤的话，主要症状就是以肢体的活动受限、感觉障碍、知觉障碍、智力障碍、语言障碍、癫痫发作等继发障碍为主。运动功能障碍会造成肢体的不自由状态，由于具有先天性和后天性的不同，对于具有运动作用的器官也会产生不同的影响。具体的运动功能障碍如下所述。

1. 先天或后天造成的四肢运动欠缺。

2. 肌力的异常低下：肌肉萎缩症、脊髓损伤等。

3. 运动或动作的协调差，步履蹒跚：脊髓小脑变性症等。

4. 出现完全与自己的意志无关的不随意运动：脑性麻痹（手足抽动型）等。

5. 由于肌肉紧张出现的手足疼痛：脑性麻痹（痉挛型）等。

6. 由于麻痹和关节挛缩导致的手足不能活动：脑血管病等。

7. 关节活动受限导致的关节挛缩及变形：风湿性关节炎、类风湿关节炎等。

8. 脊柱扭曲伴有关节固化等：风湿性关节炎、类风湿关节炎等。

什么是麻痹？

所谓麻痹，是指由于肌肉、神经障碍而导致无法活动的状态。分为"运动麻痹"和"知觉麻痹（感觉麻痹）"。根据麻痹的部位可以分为以下几类。

1. 四肢麻痹　由于颈髓损伤和脑性麻痹导致的双上肢或双下肢的麻痹。上肢的重度麻痹为双上肢麻痹，下肢的重度麻痹为双下肢麻痹。

2. 单侧麻痹　身体的一侧麻痹。

3. 双侧麻痹　双下肢麻痹，常见于脊髓（胸髓、腰髓）的损伤。

4. 三肢麻痹　四肢中的三肢麻痹。

5. 单麻痹　四肢中的一肢麻痹。

什么是单侧麻痹？

单侧麻痹多为急性发作，但是也有以慢性发生的情况。以下将列举出主要的症状。特别是大脑前叶受到了损伤，会出现忘记物品的名称、忘记以前的事情、谵语、妄想，或是语言交流、笑容、行为减少，表情缺乏与淡漠。单侧麻痹的原因有脑梗死、脑出血、脑卒中、蛛网膜下腔出血、硬膜下血肿、脑肿瘤、多发性硬化症、白塞综合征、日本脑炎、肌萎缩性侧索硬化症、脊髓损伤等。

单侧麻痹的主要症状是什么？

1. 视觉障碍 复视——视物为重影；视野欠缺——视野部分缺损；失认症——失去对于空间的把握。

2. 眼球运动障碍 眼球震颤等。

3. 运动障碍 丧失平衡功能、手指无法活动、挛缩、站位、坐位以及步行困难、吞咽障碍等。

4. 语言障碍 失语——无法说话。

5. 感觉障碍 意识不清晰、自发性低下、麻痹、失行——失去对事物顺序的判断。

6. 排泄功能障碍 尿闭——无法排出尿液，尿频——每日过多排尿，大小便失禁等。

单侧麻痹者的机体与精神的特征是什么？

如果是大脑右侧受损，会出现性格与容貌的改变，因为右脑是掌管情绪与直觉的。所以原本是一个性格平稳、明快的人，会出现粗暴、抑郁的症状。步态方面也会产生肌肉紧张、手足挛缩、关节屈曲，导致步幅变小、内八字行走等。所以必须每日进行功能恢复训练。

脊髓损伤的原因与特征是什么？

脊髓是行走于后背的脊柱内白色的条索状物体，发自于脑干的下端。

无论脊髓受到怎样的伤害，都会出现疼痛、麻痹、运动障碍、膀胱与直肠障碍、肌力低下、知觉障碍等。

另外，依据损伤的程度，还分为"完全麻痹"和"不全麻痹"。如果是"完全麻痹"，则下肢完全不能活动，感觉也会消失；而不全麻痹的情况下，通过进行功能恢复训练，可以激活或增加剩余的功能，这一点非常重要。

什么是判断脊髓损伤水平的弗兰克尔量表？

脊髓损伤的程度，根据弗兰克尔量表，分为以下 5 级。这是 1969 年根据一名叫作弗兰克尔的学者对于"脊髓损害的功能障碍以及步行能力"做出的评价、分类，后来被广泛地应用于临床。

弗兰克尔量表

A 完全麻痹	损伤后高位以下的运动、知觉完全麻痹
B 只是直觉麻痹	运动完全麻痹，只保留一定的感觉
C 运动不全	损伤后高位以下肌力减少，没有实用功能
D 存有运动功能	损伤后高位以下尚存有实用功能，借助辅助工具可以步行
E 功能恢复	肌力没有弱化，知觉没有障碍，没有括约肌障碍，没有反射异常

为什么脊髓损伤者多发直立性低血压？

脊髓损伤者中患直立性高血压的被照护者明显增多，这是由于自主神经受到伤害后，血液供应变差。被照护者突然站立时，血液不能很快到达脑部，于是便发生了脑贫血。因此照护者在变换、移动被照护者的体位，需要支撑起身体或者需要转动脑部时，一定要谨慎行事。

使用轮椅时发生直立性低血压怎样处理？

照护者将轮椅向后仰到，使心脏与头部维持在同一水平线上。

颈髓损伤有什么危害？

颈髓损伤也称为"高位脊髓损伤"，是指颈椎、胸椎以上的脊髓受到损伤的状态。可以说，损伤的部位越接近脑部，引发的障碍就越严重。

颈髓集中了通往上半身的神经。因此这种"中心性颈髓损伤"后，就会出现手部持续的麻木、麻痹、剧痛等症状，一旦发展成慢性，就会出现不自主的肌肉挛缩及痉挛等症状。

脊髓损伤时的症状与怎样照护？

1. 拿不住筷子。

2. 无法写字。

3. 必须借助轮椅及其他辅助工具。

4. 由于呼吸肌麻痹，所以必须借助呼吸机。

5. 由于排便和排尿功能障碍，所以必须使用尿布、尿不湿、纸尿裤和导尿管。

6. 因为自主神经受损，代谢不活跃、免疫力低下，容易受到外伤，屡屡发生感冒、多汗，机体的体温调节变差。

7. 由于血液循环变差，容易发生压疮，所以要经常变化体位，观察皮肤的变化。

胸髓以下神经损伤的危害性是什么？

所谓胸髓以下神经损伤，是指胸部、腰部以及骶骨等部位的损伤。这种情况下会发生双下肢的麻痹。

为什么要使用电动轮椅？

电动轮椅是脊髓损伤、高龄者以及由于各种原因造成的行动不便者的福利工具。它的动作是通过手动控制器的手柄，自己把握或者用嘴叼着控制器使用，也可以搭载呼吸机。但是有人可能因乘坐会发生交通事故，所以照护者必须熟知操作要领。

风湿性关节炎的病因与症状是什么？

风湿性关节炎的病因不明，多发于女性。现在多认为它是一种自身免疫异常的疾病，也叫胶原病（结缔组织病）。症状往往是首先从手指（脚趾）的关节开始，慢慢向手腕、肩膀、膝部、脚腕出现。

风湿性关节炎的主要症状是什么？

初期：发热、眩晕、贫血、倦怠、皮肤干燥等。

随着进展：手指强直、变形、关节痛、肿胀、麻木等。

什么是风湿性关节炎的各种变形症状？

1. 梭形改变　是早期类风湿关节炎被照护者主要的手指畸形表现，疾病早期滑膜增生以及滑膜周围水肿，导致关节周围肿胀，使关节呈梭形改变。

2. 纽扣指　是类风湿关节炎中晚期的被照护者手指畸形的常见现象，

表现为近端指间关节屈曲，远端指间关节过伸。

3. 天鹅颈样畸形　是类风湿关节炎中晚期被照护者手指畸形的常见表现，表现为近端指间关节过伸，远端指间关节屈曲，原因是类风湿关节炎中晚期被照护者的关节、肌腱、韧带以及腱鞘受累，部分被照护者出现肌腱断裂或者肌力下降。

4. 半脱位　手指向小指方向偏斜，主要是由于掌指关节松弛、骨间肌萎缩导致。

类风湿关节炎被照护者手指畸形说明其处于类风湿关节炎晚期，需要进行积极治疗，控制病情发展，部分被照护者需要外科手术干预，确保手功能日后可以正常运行。

什么是帕金森病的病因与症状？

所谓帕金森病又称"震颤麻痹"，是大脑里的神经传递多巴胺显著减少，从而造成全身运动神经功能障碍的疾病。除了运动障碍，同时还会伴有下述症状：心情抑郁、全身震颤、肌肉强直、运动徐缓、姿势反射障碍、便秘、语言障碍、咽下困难、步行障碍（关节强直、脚擦地、小脚步行）、睡眠障碍等。

帕金森病 HY 分级（霍亚分级）（分为五级）

霍亚分级	生活障碍程度
Ⅰ级，其症状如震颤、肌强直、运动迟缓仅限于一侧肢体，没有明显功能障碍或者有轻度障碍	1 度 日常生活、去医院完全可以自行
Ⅱ级，静止性震颤、肌强直、运动迟缓可以出现在两侧肢体，但是仍能维持正常姿势，日常生活、工作多少有些影响，但仍能从事	

续表

霍 亚 分 级	生活障碍程度
Ⅲ级，有一定程度的活动受限，但仍可以从事某些职业的工作，功能障碍比较轻或者中度，比如起床、翻身、步行、变换方向、系鞋带、书写都有一定的障碍，但仍能不依赖他人独立生活	2度 日常生活、去医院必须照护
Ⅳ级，系鞋带、书写、翻身、步行、起床等障碍比较严重，仅靠自己的能力生活很困难，不能够系鞋带、起床、翻身、进食，但不依赖支撑仍能勉强站立和步行	
Ⅴ级，不能够站立，若不依靠帮助，则只能勉强在床上或轮椅上生活	3度 日常生活需要全面照护

单侧麻痹时进食照护的基本要求是什么？

照护单侧麻痹进食时最重要的就是咀嚼和咽下。因为麻痹导致机体的咀嚼和咽下功能衰退，会造成吃进去的食物以及食物残渣容易从患侧流出。

需要注意的进食动作重点如下所述。

1. 将被照护者移至餐桌旁的椅子上。
2. 双脚要稳稳地在地面上放好，上半身微微前倾，伸出下颌。
3. 以健侧的手准备好餐具。
4. 将患侧的手稳稳地端放在餐桌上。

为患侧口腔进食时需要注意什么？

进食的时候，一定要确认食物没有残存在患侧的口腔里。单侧麻痹的被照护者最容易将食物残存在患侧，特别是因为其不能顺畅地进食，所以很容易将食物进入到气管，造成吸入性肺炎。在进食后一定要仔细清理口腔里的食物残渣。

为单侧麻痹被照护者进食时的餐具有什么特点？

1. 带腕套的勺子　由于四只手指被牢牢固定了，所以手持勺子就非常稳固。

2. 很容易喝汤的碗　由于多少有些倾斜的角度，所以非常容易进食。

3. 带弹簧的筷子　两支筷子被固定在一起，就很容易使用了。

4. 防滑餐垫　表面是橡胶的材料，可起到防滑的作用。

什么是一勺的食物量？

在使用勺子为被照护者进食时，基本上一次的勺子量应当以被照护者张开口唇三分之二的量为宜，而且勺子以浅勺为好，保证送进被照护者口腔的大小量合适。注意将勺子送进被照护者的口唇内就尽快收回来。

怎样进行更衣的照护？

被照护者躺在床上脱换衣服（睡衣、浴衣）的方法如下所述。

1. 把麻痹一侧的肩膀尽可能多露出一些，再将健侧的衣袖脱下来，然后再脱去患侧的衣袖，直至全身的睡衣。脱健侧衣袖时，要让被照护者的患侧尽力配合，以便最大激活残存的功能。

2. 将健侧的膝部蜷起来，将腰部稍微抬一下，把脱下的睡衣塞入健侧的下方。

3. 将患侧翻到上面，就可以将患侧的睡衣顺利地脱下来了。利用毛巾被，尽可能地遮挡住在脱换衣服时裸露出的肉体部分。

4. 将新换上的衣服衣袖通过患侧的手臂穿上，注意将身下的皱褶拉平整。

注意：手臂不能弯曲、身材较胖的人穿衣袖的方法：先将衣领口向自己一边拉，把睡衣放在身体下方再先穿过衣袖，然后拉向肩膀。

5. 把睡衣的一半塞进健侧的身下，然后仰卧状，将衣袖穿进健侧。

6. 将健侧的膝部屈起，腰部稍稍抬起，再把上半身拉起来，然后整理两肋、睡衣的下摆，对上衣襟，系上绳带（如果有的话）。绳带最好不要打结，将衣襟叠好。

为单侧麻痹者照护脱换衣服时，尽可以从健侧开始脱，也可以从患侧开始脱。这样的脱法称之为"脱健再患"。

怎样坐在床上给单侧麻痹者更换睡衣裤？

1. 先将患侧的衣袖套上，然后尽可能使患侧的手臂上抬，再套上健侧的衣袖。为了防止露出肉体，可以用毛巾被遮挡。如果是套头式的睡衣，可以先套头，再穿健侧，最后穿患侧；脱下时顺序正好相反。无论什么方法，都要以"脱健再患"的方式进行。单瘫的情况下，如果会露出肉体，一定要用毛巾被遮挡。

2. 换上新上衣时，照护者要迎手穿过患侧的手臂，再套到头部，然后再给健侧的手臂穿上。还可以先穿上患侧的手臂，然后再穿上健侧的手臂，最后套进头部。注意一定要抚平全部的皱褶。

3. 脱下裤子时，要让被照护者坐稳，用毛巾被盖住他的腰部及双膝部，先脱健侧，患侧用脚后跟作为支点脱下。

4. 换上新裤子时，以脚后跟为支点先穿患侧，然后穿健侧。这时就可以取下毛巾被，让其站位提好裤子。一定要问好被照护者上衣是扎在裤子里还是露在外面。最后整理全身衣服。提上裤子的时候，尽量让患侧用力，激发患侧的残余能力。

5. 将全身的衣服抚平皱褶。

怎样坐在床上为单侧麻痹者更换前开式上衣？

1. 一边扶稳患侧的上肢，将患侧的外衣脱至肩膀，然后再脱健侧的外衣，最后脱下患侧的外衣。

2. 换上新外衣时应当先将衣袖通过患侧的手臂推至肩膀，然后再穿好健侧。

3. 照护者一边支稳被照护者的患侧上肢，一边督促其扣好衣服上的纽扣，然后仔细确认无误。

什么是穿衣失行？

所谓"穿衣失行"，就是指由于大脑发生了障碍，被照护者不知道上衣与裤子的区别，穿错上衣，分不清衣袖是手还是脚进去的，即穿衣失去了正确的行为。这时照护被照护者时，首先要对其讲明"这是上衣、这是裤子"，然后诱导被照护者正确地穿进手臂和腿脚。

怎样为单侧麻痹者移动体位？

将单侧麻痹被照护者的手臂向照护者一侧移动（水平移动）。

1. 被照护者用自己健侧的手臂把枕头向照护者一侧拉过去，同时将患侧的手臂放在胸前。

2. 照护者的一只手放在被照护者的另一侧用来支撑，而另一只手则插入到被照护者的颈部与肩部之间的位置，轻轻地抬起被照护者的上半身，拉向照护者一侧。为了最大限度地激活被照护者患侧残存的功能，应当给予被照护者以最小的照护。如果床边有栏杆，应当劝被照护者尽力拉着栏杆自己起来靠近照护者。

3. 将被照护者健侧的肘部、膝部屈起，把臀部抬起来，必要时照护者将自己的手插进被照护者的腰部与臀部一带，将被照护者拉向自己一侧。

4. 将被照护者健侧的脚插进患侧的膝部下方，向照护者一侧移动。不是任凭被照护者在床上随意移动靠近照护者，而是以被照护者的上半身、腰两处为中心的躯干部，加上产生的杠杆作用的力量将双腿双足移向照护者一侧。

怎样将单侧麻痹的被照护者向床的上方移动？

1. 撤下枕头，让被照护者双手抱于胸前。照护者的一只手臂放置于被照护者的对侧，作为向上用力的立柱作用。另外一只手置于被照护者的颈背部与肩膀的上半部之间，并用力向上向自己一方拽拉。

2. 照护者站立于被照护者的斜前方，一边支撑着被照护者背部的上部，一边用力将被照护者拽拉向上方。注意要避免在床上产生摩擦式的拽拉。

3. 被照护者使用健侧的脚蹬踏床，同时照护者配合将被照护者向上抬起拉拽，并且令被照护者向外侧倾斜，头部枕在照护者的手臂中。照护者利用被照护者的脚蹬踏床的时机，将被照护者的身体向上抬起拉拽。

什么是保持功能位？

所谓功能位，是指在由于某种原因造成肢体障碍而活动受限时，为了保证日常生活的需要而维持一个最低的活动角度。所以在这种情况下，照护者努力使被照护者尽量保持一个最低的功能位是非常重要的。

保持功能位的各个关节的角度

肩关节（A）	外展10°~30°
肘关节（B）	屈曲90°
前手腕	内旋外旋中间位
手关节（C）	背屈10°~20°
指关节（D）	可以抓住一个轻的球状物的关节位即可，拇指为对立位
股关节（E）	屈曲10°~30°，外展0°~10°
膝关节（F）	屈曲10°
足关节（G）	足背屈曲0°

什么是生活失活综合征？

所谓生活失活综合征，是指身体处于长时间不活动的状态而产生的各种各样的症状，也有人称之为"废用性综合征"。对于高龄者，由于疾病等原因长时间卧床，就会导致肌肉萎缩、肌力下降、运动功能障碍以及各个脏器的功能衰退，而且常常容易产生压疮。

使用轮滑垫活动时怎样进行照护？

被照护者为了自己能够活动，会加强自身锻炼。但是这样的锻炼往往会伤及被照护者的腰腿肌肉甚至骨骼，而对照护者来说也是非常费力的事情。因此被照护者在床上想自行变换体位的时候，就可以借助床上轮滑垫。

照护者将这种轮滑垫放置于被照护者的腰下部，被照护者的脚部再铺以防滑垫，被照护者就可以自由地、顺畅地变动自己的体位。必要时照护者用手伏在被照护者的臀部上方，助力被照护者的移动或活动。

怎样灵活运用人体结构学变换体位？

人体运动功能中的神经系统、骨骼和肌肉都是整体紧密联系又相互影响，这种关系称之为"人体结构学"。根据这个原理以及保持重心低位，就是利用力学原理的照护技术。在给被照护者翻身和移动的时候，利用这个人体结构学原理，对照护者和被照护者都可以起到减轻身体负担的作用，特别是对减轻照护者的腰痛这种最为常见的职业伤害很有效果。运用人体结构学的重点如下所述。

1. 保持、扩大支持基底面，降低重心 所谓的支持基底面，就是指支撑身体的面积。这个面积越宽阔身体越稳定。身体的重心就可以确保照护者在照护中身体稳定不产生摇晃，可以以安心、平静的心态进行照护，而且其位置（静止立位时肚脐以下的部位）越低越稳定。

2. 避免身体的不自然扭曲状态，保持肩部和腰部的平稳 不自然的脊柱扭曲状态，会造成姿势的不稳定，从而成为腰痛的原因。

3. 灵活运用杠杆原理 制造如同杠杆一样的支点，成为照护者的重心，就可以顺畅而轻松地进行移动了。

4. 让被照护者的身体变得小巧 使被照护者的身体尽可能地变得小巧，这样在照护的时候可以感觉容易集中照护者的力量和变得易于照护。

怎样将单侧麻痹被照护者从仰卧位变换成侧卧位？

1. 被照护者的脸部侧向翻身的状态。
2. 用健侧的肘部支撑患侧的手腕部。
3. 双侧膝部尽可能屈曲抬高，即尽可能将脚后跟拉向同侧的臀部。

4. 照护者的手掌保护住被照护者的大腿，另外一只手保护住被照护者的肩部。

5. 调整床的高度。脸部转向翻身的方向，健侧的手臂将枕头拉向照护者，然后将双手置于胸前。照护者站立于被照护者的健侧，将被照护者的双腿屈曲。

6. 以被照护者的患侧肩部、膝部、大腿为支点，将患侧向上翻向健侧。被照护者的患侧在上是比较舒服的位置。

注意：侧卧位的时候，膝盖放倒，骨盆回转，肩部上拉！

7. 确认将被照护者的腰轻轻拖摆成"＜"形后，再将其肩膀与下肢稳定好，必要时可以使用橡胶靠垫固定好。

8. 将抬起的床恢复原状。

怎样将单侧麻痹被照护者从仰卧位挪至端坐位？

1. 先将麻痹侧的身体转向上方，呈侧卧位，再将其双脚拉向床边。可以让被照护者的健侧助力将麻痹侧的身体转向上方，呈侧卧位。

注意：在侧卧位的状态以后，将双脚伸出床边少许，再支起上半身！

2. 照护者支撑着被照护者患侧的肩膀和手腕，鼓励被照护者使用自己健侧的肘部和前手腕，像鞠躬那样画一个曲线，转动头再将上半身支起来。

注意：一定要运用残存的功能！

照护者将被照护者患侧的肩膀和手腕转向前方，同时令其将健侧的肘部和前腕部用前倾的姿势像画圆一样转动头部，慢慢支起上半身。

3. 将手从肩膀离开，把骨盆推向下方，这样便成了端坐位。这时候照护者必须用膝盖抵住被照护者健侧的下肢。

4. 被照护者将自己健侧的手和脚伸向前方，借助刚才的力量将双脚底稳定地接触到地面，就成为稳定的端坐位了。双足底要稳稳地接触地面；被照护者健侧的手要握住床边缘。

怎样将单侧麻痹被照护者从端坐位挪至立位？

1. 被照护者利用自己的健侧，用腰部扭动臀部向床边缘挪动；患侧则助力一下。

2. 照护者站立于被照护者的麻痹侧，将健侧的脚向床边靠进去，患侧则由照护者助力帮助。

注意：立位的时候，要尽量坐在床的边缘，将脚拉进床的里边！

3. 被照护者先将健侧的手臂支撑在床边用力支撑起身，而且是将头部探出长于膝部的位置，即想要鞠躬的样子，进行欲站立起来的动作。

这时，照护者的一只手扶住被照护者的患侧膝部，另外一只手放在被照护者的背部。

注意：用前倾的姿势站立起来，此时头部要探出膝部！

4. 当被照护者慢慢地站立起来时，照护者的一只手放在被照护者的胸部，另一只手放在被照护者的臀部以便支撑住。

5. 最后照护者一定要确认被照护者站立起来时没有发生前后左右摇晃，而且是稳固的立位。

怎样将被照护者从地面上扶起站立起来？

1. 将健侧放成在身体下方的侧卧位，以健侧肘部支撑在地面，照护者的手抱住被照护者的肩部呈欲扶起的样子，慢慢地将被照护者扶起成为端坐位。

2. 被照护者呈盘腿坐的样子，将健侧屈曲，放在患侧的下方，照护者从被照护者的后面将其髂骨支撑住。

3. 让被照护者的健侧手臂向前支撑地面，同时重心前移，使身体慢慢抬起。

4. 被照护者以健侧的手与膝部、患侧的脚这三点为支点，慢慢将自己支撑起来，同时照护者以手扶住被照护者的髂骨部位，慢慢将全身向患侧转动。

注意：照护者在将被照护者全身向患侧转动时，可以促使被照护者慢慢抬起腰来。

5. 照护者双手在被照护者的背部扶持，被照护者便可以将支撑在地面上的膝部缓缓地伸展开来，支撑起上半身。同时健侧的手放在健侧的膝部，将重心牢牢地转移至健侧的脚。而患侧的脚则慢慢地拖向健侧，便渐渐地形成了站立位。这个时候，照护者必须始终牢牢地把握住被照护者的腰部及髂骨位置，以防被照护者摔倒。

什么是单侧麻痹者的三步步行法？

1. 照护者站在被照护者患侧（持手杖的对侧）的后方，双手扶住被照护者的腰部，被照护者的手杖伸出时应当指向斜前方。

照护者站在被照护者后方时，应当是稍稍斜后方的位置。单侧麻痹时，手杖应当由健侧的手持握。

2. 接下来是由患侧迈出，后由健侧迈出，两足再并拢。

基本上的步形即是：手杖→患侧的足→健侧的足这个顺序。

怎样选择适合自己身体状态的手杖？

手杖也称拐棍，种类非常繁多。一般认为，适合手掌握力的多是"T"字形手杖。但是对于步伐不稳定的人来说，最好使用手杖前端有三或四个爪的"三脚杖""四脚杖"。而对于握力比较弱的人来说，最好使用带

"手杖腕带"式的手杖。

什么是单侧麻痹者的两步步行法？

以健侧的手持握手杖，手杖与患侧的脚同时跨出，然后健侧的脚再跟进，按照此顺序行走。

怎样照护单侧麻痹被照护者上台阶？

上台阶的时候照护者站立于被照护者的斜后方，手扶被照护者患侧的手部和腰部。被照护者首先将手杖放置于台阶之上，再迈出健侧的脚。注意双脚的脚尖应当平行放置在台阶之前。也就是说，上台阶的时候，要按照手杖→健侧的脚→患侧的脚的顺序。

怎样照护单侧麻痹被照护者下台阶？

下台阶的时候先下到台阶上，然后将患侧的脚拉至健侧的脚边，如此顺序下台阶。要点是，照护者站立于被照护者的患侧方，下台阶的时候要扶好到台阶上，然后健侧的脚跟进到患侧的脚边，如此反复下台阶。如果是手持手杖的情况下，被照护者先将手杖放置于下一个台阶，再将患侧的脚腕带下来。也就是说，下台阶的时候，要依照手杖→患侧的脚→健侧的脚的顺序下台阶。

怎样照护单侧麻痹者跨越障碍物？

1. 先将手杖置于障碍物的前方。

2. 再迈出患侧的脚跨越障碍物。如果被照护者自己无法跨越，照护者应当帮助被照护者患侧的脚跨越至障碍物前。

3. 健侧的脚再跨越障碍物。

4. 如果是手持手杖的情况下，跨越障碍物与下台阶的时候是一样的，要按照手杖→患侧的脚→健侧的脚的顺序进行。

使用扶手栏杆步行时怎样进行照护？

在公共汽车、地铁、医院等设有扶手栏杆上下的情况下，要健侧的手握住栏杆，上的时候让被照护者先出健侧，下的时候让被照护者先出患侧。

怎样将单侧麻痹的被照护者从床上移到轮椅上？

1. 先成为端坐位，尽可能地坐在床边。健侧的腿肚子要靠近轮椅。抬起轮椅的脚踏板，靠近被照护者的健侧小腿。拉住刹车。

2. 健侧的脚用力站立起来，用健侧的手拉近并握紧轮椅的一侧扶手。

3. 一边将身体的重心移至健侧，同时形成前倾的状态，再慢慢地将臀部抬起。

注意：站立起来的时候，照护者应当注意保护住被照护者的患侧膝部。

4. 照护者将被照护者的膝部扶直，呈立位并且转身，以前倾的姿势把臀部坐进轮椅。

5. 被照护者健侧的手足发力，使得臀部完全坐进轮椅的坐席上。同时也要将患侧稳稳地坐进去。

6. 先将被照护者的患侧脚放入脚踏板上，健侧则由被照护者自己踏上。最后确认被照护者已经安心、舒适地坐稳了轮椅。

怎样充分利用身体的健侧移到轮椅上？

1. 被照护者的健侧手臂握紧远端的轮椅扶手。

2. 将轮椅上的小脚轮尽量距离床近一些，否则就得大步子移乘轮椅，这样一是困难加大，二是也增加了摔倒的风险。

怎样将单侧麻痹被照护者由轮椅移到床上并卧床？

1. 轮椅应当将被照护者健侧靠近床，拉好刹车。然后解开脚踏板，将被照护者的双脚放置于地面。让被照护者尽可能地挪动到轮椅左面的边缘。

注意：使被照护者稳定地坐在轮椅上再行移动。

2. 将身体的重心移至健侧的脚，再以前倾的姿势慢慢地站起来。

注意：如果床没有栏杆的话，就以健侧的手扶住床的边缘。

3. 被照护者将臀部从轮椅上抬起，健侧支持着使患侧回转到床边，呈端坐位。

4. 将健侧额角伸入患侧的下方呈交叉状，被照护者依次将自己的手、肘、肩上床，然后交叉的双腿再上床，慢慢地摆成侧卧位，再从侧卧位改成仰卧位。

怎样利用滑垫进行移动？

被照护者端坐在轮椅上面，照护者令被照护者用双手搂住自己的腰。然后被照护者向轮椅的相反方向倾斜，照护者支撑好被照护者的背部，同时用另外一只轮椅一侧的手，拿好滑垫，令被照护者的臀部稍稍抬起，趁机把滑垫塞进被照护者的臀部下方。注意不是完全被照护者的双手臂抱住，而是要让被照护者与自己有一定的空隙，方便被照护者倾倒着滑倒床上。

照护者令被照护者抓住距离轮椅扶手远的一侧，确认抓牢固后，照护者用力支撑被照护者的腋下部和髂骨部，将被照护者挪入滑垫上面。

怎样将单侧麻痹者从床上移动到坐便器进行照护？

1. 将移动式坐便器放置于卧床被照护者的健侧脚边。为了防止被照护者感觉到寒凉，要把坐便器用布罩上。为了保护被照护者的隐私，事先应当围好围帘。

2. 先坐成端坐位，然后令被照护者使用健侧的手将身体形成前倾的姿势慢慢站立起来。必要时进行照护支援。

3. 照护者扶好被照护者的髂骨转过身来，向坐便器的方位调整。脱下衣服，确认好坐便器后慢慢坐下。照护者确认被照护者的臀部已经准确坐好在坐便器上。

4. 用毛巾被将如厕的被照护者腰部及大腿部遮盖住，内裤和裤子脱至膝部以下。照护者确认呼叫铃和手纸的位置。

怎样对单侧麻痹被照护者的排泄进行照护？

尽管被照护者已经麻痹了，但是尽可能地让其自己上厕所，这是与保持自己的尊严和日常生活随意性相联系的。

但是当被照护者实在无法自行上厕所的情况下，应在床边放置一具移动式坐便器，以供被照护者较为方便、心情轻松地如厕。这时候一定不要忘记给被照护者挂上围帘和盖上毛巾被等保护其隐私。

怎样将必须全照护者从床上移到轮椅？

1. 被照护者首先端坐位坐在床的边缘。抬起脚踏板，尽量靠近被照护者下垂的腿脚处，呈20°角度，拉好轮椅的刹车。

2. 令被照护者将手围抱住照护者的后背，照护者抱住被照护者，先将一只脚移向轮椅，另外一只脚靠近床，照护者要塌下腰，稳住重心。

3. 被照护者呈前倾姿势，照护者抱好被照护者的腰部，慢慢站立起来。

4. 将被照护者的后背回转向轮椅，然后仍然保持前倾姿势放入轮椅的座位上。

5. 照护者要确认被照护者坐稳，如果是浅坐，即只坐在了轮椅座面的边缘，就要向内推动被照护者的大腿，使其全身坐进轮椅的座面里。然后放下脚踏板，将被照护者的双脚放在上面。

怎样将必须全照护者从床上移到担架上？

先将担架放置于床的脚头处并为直角，将担架锁住使其不能移动。照护者们站在被照护者的后背处，紧密地与被照护者挨着，统一号令将被照护者抬起，并移送到担架上。一定要按照先放臀部再放头部的顺序进行。

怎样将全照护者向床的一侧进行移动？

1. 照护者站在将要移动至的位置一侧，将被照护者的头部稍稍抬起，将枕头拉向照护者一侧。

2. 令被照护者的双手交叉抱在胸前，照护者用自己的肘关节支撑被照护者的颈部，用手掌支撑在被照护者的背部（肩胛骨一带），另外一只手放在被照护者靠近自己的一侧，起到支柱的作用，利用摇动的原理，抬起上半身靠近照护者。

注意：使被照护者尽可能团缩，便于照护者摇动。

3. 照护者将手从腰部深入至被照护者的髂骨和大腿的下面，利用杠杆原理，以膝部为支点，把被照护者的下半身拉向照护者一侧。最后调整至被照护者感觉舒适的位置即可。

怎样将全照护者向床的上方进行移动？

1. 撤掉枕头，令被照护者的双手交叉抱于胸前，双腿双脚呈交合状。

2. 照护者以肘关节放在被照护者的颈部之下支撑，手掌放在被照护者的肩胛骨一带。另外一只手放在被照护者的身体里侧，像要支起上半身的样子抬起来。同时照护者将被照护者的上半身拉向自己一侧（便于用上力量）。

3. 照护者站在被照护者的斜上方，将自己的肘部支撑在被照护者的肩胛骨一带（尽量悬空）把上半身向上拉。

4. 将倾斜的被照护者的身体摆正，整理衣服，送上枕头，使其舒适。

怎样将全照护者从仰卧位到侧卧位进行移动——背面法？

1. 首先令被照护者把手扶在即将侧卧那面的栏杆上，照护者则站在即将侧卧那面的相反一侧。照护者将双手深入被照护者的腰部下方，平稳地托举着水平移动至靠近自己一侧，再将枕头放置于侧卧位的一侧，再将其脸移动至侧卧位的一侧。

2. 侧卧位后，将被照护者的双手环抱状置于胸前，照护者的一只手放在上面。

3. 照护者将自己的右手手指通过被照护者靠近自己一侧的膝盖下方穿到被照护者的对侧膝盖上，作为支点，另外一只手托住被照护者的肩胛骨一带，使被照护者按照腰→肩的顺序将身体平躺。

4. 将被照护者的身体形成"＜"字形，再将放在上面的脚向前方推出，身体下方的手抽出来，形成比较舒适的体位。

说明："＜"字形的体位是比较舒适的体位。

怎样将全照护者从仰卧位到（床边）端坐位进行移动？

1. 照护者将被照护者的双手交叉置于胸前，双脚交叉。将靠近自己一侧的手掌向下插入被照护者的身体下方，使其离开床面大约45°。

2. 照护者将自己的肘关节置于被照护者的颈部下方，手掌护住肩胛骨一带，将面部靠近照护者。照护者以自己的肘关节为支点，利用这个杠杆原理，将被照护者贴近自己。

3. 照护者用双手推扶住被照护者的前后胸，一只脚伸向床边作为力点，将被照护者旋转调整至（床上的）端坐位。

4. 照护者告诉被照护者将要把双腿放置于床下方，同时一只手扶住被照护者的背部肩胛骨一带；另外一只手深入到被照护者的双膝部下方，将被照护者呈"V"字形抱起来。

5. 将被照护者的臀部作为重点在床上旋转，使被照护者的双腿下垂于床的下方。最后要确认被照护者的双脚已经稳稳地站在了地面上。

怎样将全照护者向床的上方进行移动？

1. 撤掉枕头，令被照护者的双手交叉抱于胸前，双腿双脚呈交合状。

2. 照护者以肘关节放在被照护者的颈部之下支撑，手掌放在被照护者的肩胛骨一带。另外一只手放在被照护者的身体里侧，像要支起上半身的样子抬起来。同时照护者将被照护者的上半身拉向自己一侧（便于用上力量）。

3. 照护者站在被照护者的斜上方，将自己的肘部支撑在被照护者的肩胛骨一带（尽量悬空）把上半身向上拉。

4. 将倾斜的被照护者的身体摆正，整理衣服，送上枕头，使其舒适。

怎样将全照护者从端坐位到站立位进行移动？

1. 将被照护者的臀部坐在床边，浅坐位；双足紧靠床脚。

2. 照护者将自己的双手环抱住被照护者的腰部，夹紧腋下部。同时被照护者也将自己的双手搂住照护者的肩头。

3. 被照护者成为前倾状态，与照护者一同伸展膝盖，站立起来。

4. 照护者扶好被照护者的腰部，形成站立位。

5. 照护者确认被照护者已经站立稳定。

注意：令被照护者站立起来的时候，照护者要放低自己的腰部以安全保证被照护者的前倾姿势。双方慢慢站立起来的时候，照护者一定要双手成环抱状抱住被照护者的腰部。

怎样照护风湿性关节炎和类风湿关节炎患者的饮食？

风湿性关节炎和类风湿关节炎被照护者，尽可能地自己进食，这是非常重要的事情。只是由于其手指关节呈慢慢变形，要适当地给予照护，并且鼓励被照护者使用专门的辅助食具。

什么是风湿性关节炎和类风湿关节炎患者进食的照护重点？

1. 由于被照护者的肩、肘、手指关节的变形，被照护者自己主动进食时主要以肘部作为支点。

2. 选择带有起固定作用指套的筷子和勺子。

3. 粗把手的筷子和勺子容易把握，对于握力较弱的人也适合，可以用小毛巾包裹来使用。

4. 使用手指容易伸进去、把儿空间大的水杯。

5. 被照护者拿碗或盘子比较困难，要在桌子上铺好防滑餐具垫，而且要选择不用手端的餐具进食。

6. 为了方便被照护者进食，要尽量选择餐桌略高些，以便进食物品与被照护者的嘴近一些。

怎样照护风湿性关节炎和类风湿关节炎患者的排泄？

由于被照护者最希望由自己完成排泄，所以照护者应当尽量保护被照护者的隐私。但是由于被照护者的身体情况每况愈下，因此在发生不利情况时照护者应予注意。

什么是风湿性关节炎和类风湿关节炎患者的排泄照护重点？

1. 最好使用不会给关节带来负担的坐便器。

2. 在坐便器前面放置防滑垫，并且注意防止摔倒。

3. 将门把手、水箱手柄、洗手的开关把手、坐便器的盖子做成容易开关的结构，原则是粗且大一些。

4. 在方便坐卧、行走并且适合被照护者姿势和动作的地方安装栏杆。

灵活使用适合被照护者症状的各种用具的原则是什么？

进食和排泄，会给风湿性关节炎和类风湿关节炎被照护者带来许多不便甚至负担。为了解决自己适应生活的各个环节，在选择自助器具时，要重视以下三点。

1. 握的动作 利用杠杆原理，尽量把手柄部分做的粗大一些。

2. 伸长动作（可以让关节尽可能变得灵活、伸展一些的动作） 减轻肩肘关节活动范围狭小的运动工具。

3. 起立坐下的动作 为了减轻肌力的下降、股关节活动僵硬，缩短垂直的动作距离。

怎样对帕金森病患者进行步行的照护？

由于运动神经的损害，被照护者出现颤抖、战栗、肌肉萎缩、神经反射障碍、轻微的步行障碍等症状。步行时会出现畏缩步伐，严重时一步也迈不出去步子。步幅变小，而且一迈步就出现挛缩状，非常容易发生摔倒，所以照护者必须注意以下几方面的照护。

照护帕金森病患者的重点有哪些？

1. 非常容易前倾。所以注意帕金森病被照护者支撑站立的位置，一旦出现无法保持坐位发生摔倒的预兆，必须马上救援。

2. 震颤、小颤步伐。站在被照护者的斜前方，扶着被照护者的肘部、腕部拖地行走。

3. 前倾下蹲。由于肌肉强直容易出现前倾下蹲的姿势，要在医师的指导下，对被照护者进行步行前后的矫正运动，令被照护者呈坐位状，双手交互抱头，照护者从被照护者的背后引其身体向上，防止挛缩。

怎样进行畏缩足的步行援助？

畏缩足的步态就是指被照护者的脚贴在地面而不能前行，处于畏缩哆嗦的状态。此症状中等程度者居多，通常出现在从坐位站起呈站立位和通过狭小的空间时。由于这个时候被照护者最容易摔倒，所以照护者应当站在被照护者的身后支撑，并且大声劝其大步迈出，诸如"左脚""右脚""一步""两步"等，多用鼓励性的语言。

1. 向下看　由于脚下不稳定，所以总是盯着脚下，容易发生前倾。此时照护者应当在一旁大声劝告被照护者抬头看看周围和前方的景色。

2. 跌倒　由于脚尖在走路时总是畏缩、哆嗦，容易摔倒。照护者要经常提醒被照护者抬高脚尖、从脚跟到脚尖的顺序落地。

3. 下坡路　速度一快就停不下来，左右摇晃着，脚下画着圆圈。照护者应当及时制止这种危险的步伐。

怎样选择步行器？

当帕金森病患者使用步行器的时候，重点是要由医生确认被照护者的双手握力、步伐步调状态以及出现前倾时的姿势等。如果没有特别大的问题，就可以基于下述几点选择步行器。

1. 向前屈蹲和向前挛缩的时候，步行器的把手要高。

2. 把手容易把握。

3. 轮子要大，容易推动。

4. 刹车牢靠，带轮锁等。

什么是体内疾病造成的障碍？

所谓体内疾病造成的障碍，是指发生在机体内部的疾病，诸如心脏功能障碍、肾脏功能障碍、呼吸系统功能障碍、膀胱以及直肠功能障碍、小肠功能障碍、由于免疫功能不健全导致的免疫功能障碍、肝脏功能障碍等。

体内疾病造成的障碍原因与症状有哪些？

造成体内障碍的原因如下所述。

1. **心脏功能障碍**　血液循环功能低下：①心律失常；②缺血性心脏病（冠状动脉粥样硬化性心脏病、心肌梗死）；③心功能不全。

2. **肾脏功能障碍**　净化血液的功能低下：肾脏功能不全（急性、慢性）。

3. **呼吸系统功能障碍**　呼吸功能低下：①慢性肺部疾病（慢性气管炎、肺气肿等）；②肺结核；③支气管哮喘。

4. **直肠与膀胱功能障碍**　膀胱和肛门无法完成排尿、排便的作用，必须新造管道（也称造瘘）解决，如：①需要人造尿道的疾病（膀胱癌、子宫癌等）；②需要人造排便瘘管的疾病（大肠癌、溃疡性大肠炎、肠结核等）。

5. 小肠功能障碍 由于小肠的切除或小肠功能的显著降低造成的营养物质吸收困难的状态，如：①小肠间膜血管闭塞症；②小肠外伤；③先天性小肠闭锁症。

6. 后天性免疫功能障碍 由于某种病毒感染造成的免疫功能下降状态，如艾滋病。

7. 肝脏功能障碍 营养代谢和解毒功能下降的状态，如：①肝脏功能不全；②肝硬化；③肝癌；④病毒性肝炎。

心脏功能障碍者的饮食照护重点有哪些？

1. 注意低盐、低脂肪，合理搭配膳食。

2. 注意多进食植物性蛋白质丰富的豆类食物（如豆腐）。

3. 为了掌握饮水量，必须每天记录进出水的量。

4. 由于身体肥胖是心脏病的高危因素，因此要保持标准体重，并且经常记录饮食内容以及体重的变化。

5. 避免延迟进食，而且要保持细嚼慢咽的进食速度。

6. 在服药期间，要注意药物禁忌证，尤其不要与进食的食物和药物产生副作用。

呼吸功能障碍者的饮食照护重点有哪些？

1. 由于食欲减退、体重下降而导致的免疫力低下，所以要注意进食营养丰富、提高免疫力的食物。

2. 由于呼吸功能下降，要注意掌握进食速度，保持细嚼慢咽，食物柔软而且容易消化。

3. 在被照护者一次不可以进食大量食物的情况下，要采取少吃多餐的饮食原则。

4. 由于过量饮食会导致腹部压力升高，横膈肌压迫胸部造成呼吸困难，所以要注意每次的进食量。

5. 对于可能造成腹部胀满、容易产生腹部压迫感的碳酸饮料、豆类、薯类，在菜谱中要加以控制。

6. 过度饮酒会造成呼吸窘迫、心律失常等不良反应，所以如果被照护者有饮酒习惯，一定要与医生商量被照护者的饮酒事宜。

7. 由于容易产生痰液，一定要注意控制进水量。

肾脏功能障碍者的饮食照护重点有哪些？

1. 注意控制水分、盐分、含钾食物的摄入。

2. 和盐分一样，蛋白质的过量摄入也会对肾脏产生一定的负担，所以在选择食物时要加以注意。

3. 生的蔬菜、各种水果、咖啡、大豆和薯类，富含有钾，所以要尽量少食用。

4. 炖菜和汤类含盐量也高，所以也尽量少食用。

5. 牛奶、奶酪、柳叶鱼等含磷的食物也要控制进食量。

6. 要尽量调制一些含盐量少、味道又好的食物。

7. 控制水分、盐分、蛋白质而又要保证足够的热量是重点。

为什么呼吸系统功能障碍者宜进食脂肪含量高的食物？

呼吸系统功能障碍者一次不宜进食过多，但是这样容易出现营养不良。所以被照护者如果血脂正常的话，可以适当地增加平时的零食、下午的零点、冰激凌和奶油蛋糕类的食物。不要进食过多，以免增加饱腹感，压迫横膈膜造成呼吸困难。

膀胱、直肠功能障碍者的排泄照护重点是什么？

1. 形成尿潴留的膀胱、便秘对直肠造成的功能下降甚至丧失以及人工造瘘（人工膀胱、人工肛门）的情况下，就要考虑在充分尊重被照护者隐私的情况下，进行如厕的劝诱和照护。

2. 在被照护者实施了人工造瘘的情况下，尽量使用可以不接触皮肤的方式为被照护者进行人造肛门、人造膀胱换洗的清洁事宜。

3. 由于排尿困难导致无法自主排尿，在实施了导尿管导尿的情况下，要特别注意从导尿管向尿道、会阴部至膀胱等处的感染事宜，要特别注意卫生间、被照护者的阴部以及所有物品的消毒。

4. 在医护人员对被照护者进行导尿的时候，照护者要盯守在一边，注意观察被照护者有无会阴部、尿道、膀胱疼痛或发热、血尿、尿浑浊、膀胱炎等症状。如果出现异常，要立即与主治医生联系。

心脏功能障碍者的排泄照护重点是什么？

1. 如果被照护者常常感到疲劳、心悸、心律紊乱，就要避免被照护者在如厕时用力甚至是憋气用力排泄。

2. 为了防止增加心脏的负担，预防被照护者的便秘是非常重要的。所以要注意关注被照护者的饮食中有利于缓解便秘的菜肴。

肾脏功能障碍者的排泄照护重点是什么？

1. 对于肾脏功能障碍被照护者，要特别注意尿里的盐分和钾的排泄是否顺利。为此照护者要每日对被照护者的尿量等数据认真记录。

2. 被照护者的发热和腹泻会引起脱水状态，造成肾脏负担增加和尿路感染，所以要特别注意被照护者有无发生脱水和及时补水。

什么是人工造瘘？

所谓人工造瘘，即是因为某种疾病导致无法通过正常的排泄管腔排泄的情况下，在被照护者的腹部人工修建的瘘道。依据功能不同，分为尿道造瘘和消化道造瘘。

1. 尿道造瘘　为了通畅尿液的排泄而在人体人工开设的排尿通道。

2. 消化道造瘘　为了通畅粪便的排泄而在人体人工开设的排粪便通道。

①回肠造瘘（回肠造口术）：将回肠拉至体外造的排泄口。但是由于营养和水分是在被消化、吸收之前排出体外的，所以是水样便，而且会造成被照护者的营养缺乏，这一点尤为注意！

②结肠造瘘（回肠造口术）：将结肠拉至体外造的排泄口。但是由于回肠营养和水分是在被消化、吸收之后排出体外的，所以是固形粪便。

心脏功能障碍者的洗浴照护重点是什么？

1. 由于要避免给心脏增加负担，所以在浴室和更换衣服的地方要注意室温，不要差别过大。

2. 如果是坐浴，洗浴的水温不要超过 40℃，最好露出上半身，而且切记不要长时间泡洗。

3. 劝导被照护者不要在浴室里忽然站起、忽然坐下，所有的动作要以缓慢为宜。

4. 桑拿浴和冷水浴对心脏都具有不良的刺激，要劝导被照护者最好不要进行这样的洗浴方式。

膀胱、直肠功能障碍者的洗浴照护重点是什么？

1. 如果数日没有排便，入浴可能会刺激肠道引发排便，所以应当带着处置包入浴。

2. 如果有消化道造瘘的被照护者入浴，可能会发生装有粪便的粪袋外漏，所以要带上处置包入浴；尿道造瘘的被照护者也是这样。

3. 入浴完后，要仔细观察造瘘处是否清洁，然后换上新的处置包。

呼吸系统功能障碍者的洗浴照护重点是什么？

入浴时的氧气消耗量会有所增加，所以最好入浴时同时吸着氧气，而且要尽量减少消耗氧气的费力动作。身体情况不好的被照护者不要洗浴。

呼吸系统功能障碍者的睡眠照护重点是什么？

1. 由于呼吸困难而不能仰卧位睡眠时，要采取半坐位的方式。

2. 要选择对身体没有压迫感的睡衣和睡具。

心脏功能障碍者的步行照护重点是什么？

1. 如果被照护者戴有心脏起搏器或安装了人工瓣膜，在通过高磁场的地方和触碰机械时，可能会引发心脏起搏器和人工瓣膜误动，造成身体的伤害。所以要远离使用电磁炉、微波炉、手机、大型电动机的环境及高压电线的场所；也应当首先查看好被照护者要经过的路径周围有无这类的装置和设备，以免受到伤害。

2. 被照护者的活动量，要经过专业医生评估。

3. 照护者要安排当被照护者步行疲惫时可以及时休息的场地。

呼吸系统功能障碍者外出时的照护重点是什么？

1. 制定活动时间宽裕的日程。

2. 避免通过较长的上坡道和台阶。

3. 避免去人多或通行车辆多的场所。

4. 随身携带的行李尽可能轻松，如果需要携带重物，一定避免由被照护者自己携带。

5. 如果携带氧气罐，要注意氧气量的残留量。

6. 感觉喘息和疲劳时，要适时休息一会儿。

7. 选择适合温度变化的衣服，注意室内外的温差。

8. 回家后要立即洗手，避免由外界带回细菌与病毒，必要时要戴口罩外出。

9. 要与医生商量好，获知在紧急情况发生时候的处置方法。

什么是视觉、听觉、语言障碍？

所谓视觉、听觉、语言障碍，是指由于某种原因导致视力、听力和语言的表达能力受损的状态。由于视力、听力和语言的表达是"无意识"的反应，因此被照护者对于"有意识"的照护是非常必要的。

怎样与视觉障碍者进行信息沟通？

1. 由于视觉障碍，所以对于被照护者来说，从听觉和触觉获得信息就显得非常重要。另外，通过声音和实际触摸也可以获得准确的信息情报。

2. 被照护者获得了不清晰的信息，加之看不见，所以就会产生不安感，所以对照护者来说，与其表达的是"那一带""那里"，就不如说"再走三步就到了"和"伸手的左侧就是"，这样可以令被照护者获得准确的情报与信息。

3. 当情况有所变化的时候，必须事先告知被照护者，尤其是外出走在嘈杂的环境和要步行上许多台阶的时候，使用传导设备及时与被照护者沟通和引导非常必要，尤其对视觉障碍者消除其不安和恐惧非常重要。

怎样与听觉丧失者进行信息沟通？

1. 在患者还有一些听觉功能残留的情况下，要依照具体情况配备助听设备。

2. 也可以使用手语和文字书写的方法；另外，对于一般人而言，比较难于掌握的唇语也是有效的；再就是使用笔来进行"笔谈"。

怎样与重听者进行信息沟通？

1. 由于听觉障碍的原因与具体情况不同，所以要因人而异地寻找沟通交流的方法，但原则即共通点就是在沟通交流的时候切忌急躁与慌乱。

2. 沟通交流的时候一定要保持语言的缓慢、清晰，这一点非常重要。

3. 多多使用"是"和"不是"这种清楚、简洁的语言更能够打动被照护者内心。

4. 绕着弯子说话，对于被照护者来说是件非常难受的感觉，也容易伤及被照护者的自尊心，所以一定要有耐心。

5. 如果被照护者一时无法明白照护者说的事情，可以让他看见实物或者加以描绘来说明。

6. 重要的事情，必须确认被照护者已经听懂了。

怎样向语言障碍者进行询问？

被照护者有语言障碍的情况下，当问到被照护者"哪只脚疼"时，往往得不到非常准确的答复。可以告诉被照护者，使用像回答"不疼"时可以摇摇头、摆摆手表示；"疼"的话就点点头的方法，询问被照护者"是左脚还是右脚"这种具体的指向方法。

视觉障碍者饮食的照护重点是什么？

在照护视觉障碍者饮食的时候，坐在什么位置、配置什么样的菜单应当在头脑里有个初步的打算。因此要灵活运用"时钟摆盘"的原则。

所谓"时钟摆盘"，就是指把食物的盘子、碗筷，按照时钟时针的走向摆放。

【时钟摆盘时的盘子碗筷摆放方法】

将食物的盘子、碗筷，按照时钟时针的走向摆放，使被照护者唾手可得。

物品	位置
筷子	6点
饭碗	8点
素菜	4点
肉菜	2点
茶水或汤	10点

怎样将视觉障碍者引导到餐厅？

1. 将被照护者带到餐厅餐桌的椅子后方，同时告诉被照护者目前是在椅子的后面。

2. 将椅子的形状和位置告诉被照护者，并且要让他自己用手触摸，然后坐下。

3. 运用"时钟摆盘"的方法，把餐具和饭菜的位置进行说明。

视觉障碍者步行的照护重点是什么？

在需要引导视觉障碍者的情况下，照护者应当不断地对被照护者发出指示的声音，并且用自己的手指不断地触摸被照护者的手指。

1. 照护者站在被照护者手拄盲人专用手杖的对侧略微靠前半步的位置。

2. 让被照护者的空手抓住照护者的手腕以上的手臂。

3. 照护者告知将要步行开始后，即将自己的手臂轻轻触及被照护者的手腕，并且要注意随着被照护者的步速向前步行。

4. 在转变方向、跨越障碍物和将要登上台阶的时候，要提前告知被照护者，以免惊吓到被照护者。

视觉障碍者专用导盲杖的目的是什么？

主要有以下三个目的。

1. 确保安全（保险的专用）。

2. 得到信息（"天线"的作用）。

3. 让旁人获知自己是盲人（符号的作用）。

导盲杖的前端在接触地面的时候要可以发出"咚咚"的警示声音，因此要软硬适度。同时导盲杖上还要贴有显示是盲人的黄颜色的特有标识，这样可以保证盲人步行的安全。导盲杖还分为直杖式和折叠式，以及专为下肢残障者使用的助行杖。

为什么要建视觉障碍者专用的砖块式盲道？

盲道砖块是指诱导盲人前行线上的、突出于地表面并带有警示意义的黄颜色特制的砖块（特别是在交叉路口、危险路段必须均要铺设）。其中起诱导作用的砖块为竖形条纹，起危险警示作用的是点状突起。

怎样照护和诱导视觉障碍者上台阶？

对于视觉障碍者来说，由于视觉不佳，对于身边产生台阶以及突然发出声音等环境变化会存有恐惧与不安。所以当出现台阶等环境变化时，要及时提醒被照护者，用心安全引导。

1. 面对台阶，应当先止步于台阶之前，并且大声提示。

2. 照护者先踏上一只脚，如果台阶有栏杆扶手的话，应当劝导被照护者手扶栏杆。在嘈杂的场景下，要不断发出声音提醒被照护者，同时要确认被照护者的脚步位置；而且应当告知被照护者"还有多少步"即可登完台阶这样的具体情况。

3. 登上台阶后，也要告知被照护者。

怎么对腿脚不利的视觉障碍者进行步行照护？

对于腿脚不利的视觉障碍者，照护者应当站在被照护者的一侧并且用手支扶其腰部，另外一只手牵拉着被照护者的一只手共同前行。

怎样对视觉障碍者在狭窄的路面进行步行照护？

视觉障碍者在狭窄的路面步行时的照护要注意以下几点。

1. 进入狭窄路段之前先站定，告知被照护者路段的狭窄程度以及行走的注意事项。

2. 照护者应当将自己的一只手背在后面，然后被照护者站到照护者的后背，牵拉住照护者背在后面的手，然后慢慢前行。

3. 就这样，照护者前进一步，被照护者就跟上一步。一旦来到宽幅的路段后，就恢复到原来的照护行走的形态前行。

精神障碍疾患及其原因是什么？

我们所说的"精神障碍"，包括了各种精神神经疾病、认知障碍、癫痫、药物中毒引起的神经－精神后遗症等；同时更大范围的还应当包括抑郁症、神经官能症等。对这样的被照护者进行照护，具备一定的专业知识是非常必要的。注意以下这样的区分。

1. 内因 遗传、基因等原因尚不明确的因素。

2. 外因 外伤或疾病引起的机体和大脑的病变。

3. 心理应激 由于心理、社会的原因引发的。

注意：也有多种因素综合在一起导致的精神障碍，所以治疗起来非常困难，病程也会非常长久。

什么是对于精神障碍者的分阶段学习方法？

所谓分阶段学习方法，是指对精神障碍被照护者制定一个既定的治疗目标，各相关部门全力向着这个方向努力的方法。一开始的目标不要太高，被照护者有了成果会产生成就感；然后慢慢地提高标准。这样可以通过不断地努力、不断地提高，增强被照护者的自信心，达到治愈精神障碍的目的。

怎样对精神障碍者进行照护？

作为对精神障碍者的技能康复训练，主要是以下述方式进行。

1. 娱乐活动。

2. 绘画、剪纸、制陶等创造性活动。

3. 制作、销售产品等生产性活动。

通过以上活动，使精神障碍被照护者达到精神安定，构筑和谐的人际关系，回归社会，自立自强的目的。

照护者应当努力建立这种社会支持架构，照护精神障碍者。

1. 了解社会对于精神障碍者的关照措施，并且对此建立热情与耐力。

2. 除了一般的生活照护外，还要掌握与精神障碍者商量、忠告和沟通的能力。

3. 充分尊重精神障碍者的人格，严守精神障碍者与相关的一切人员之间的秘密。

什么是精神障碍者饮食照护的重点？

对于被照护者的要求不要大包大揽，否则有时候会成为伤害被照护者自尊心的原因。这一点非常重要。

特别是进食的事情，如果被照护者可以自行进食就什么都不要做，这一点也非常重要。

下面就是在被照护者进食的时候，怎样照护的原则。

1. 争取与被照护者一起就餐　食物去皮儿、掰开、增加调味品、盛汤、盛饭等被照护者自己可以完成的事情，就尽量让被照护者自己去做，这样可以让被照护者感到自己的价值和有用性。

2. 充分感受气味和口感　精神障碍者经常会发生食欲不振的症状，通过让被照护者接触到食物的味道和形状，可以刺激被照护者的五官，增进食欲，这样也可以达到改善情绪的作用。

3. 稳定他们的咀嚼能力和咽下能力　当被照护者的咽下能力出现低下的时候，要考虑什么样的食材和怎样制作更适合被照护者的身体情况，稳定被照护者的咀嚼能力和咽下能力，防止误咽事件的发生。

什么是精神障碍者服药照护的重点？

由于精神障碍者经常会出现口出粗言甚至发生暴力倾向，所以往往会拒绝照护者的工作，拒绝服药更是家常便饭。因此在照护这样的情况时，照护者要注意以下事项。

1. 被照护者自行停止服药或自行决定服药的品种，往往会导致病情的恶化，所以药品的服用和保管，照护者一定要与专业护士、机构负责人同行。

2. 抗精神障碍的药物一般药效时间比较长，服药后一般会出现无力、嗜睡等症状，所以要保持与精神科医生的联系，并且注意观察被照护者的症状与表现。一旦发现异常情况，要立即与医生联系。

什么是老年性痴呆症？

老年性痴呆症又称为阿尔茨海默病，是由于大脑的认知功能下降而导致日常生活状态紊乱与障碍的一组综合征。老年性痴呆症的病因有许多种，所以依据病因的不同，其症状与进展也不同。

老年性痴呆症的原因与症状是什么？

1. 大脑细胞变性　大脑的神经细胞异常变性，导致大脑细胞被破坏而出现大脑萎缩。

2. 脑血管性障碍　脑血管梗死或出血造成大脑的神经细胞死亡，导致该区域的功能下降；也称为脑卒中。

3. 额叶颞叶型痴呆症　大脑的额叶和颞叶出现萎缩而导致的疾患，初期表现为性格的变化和社交性消失。

老年性痴呆症的核心部位症状是什么？

老年性痴呆病是指大脑的核心部位与周边部位发生异常症状。所谓核心部位症状，是指大脑受到伤害后原本的功能丧失而出现的症状，几乎所有的老年性痴呆症被照护者都会具备；而大脑的周边部位症状，是指行动和心理由于大脑的功能丧失导致日常生活的混乱。这些都是因人而异，表现轻重不同，但是通过照护都可以减轻。

核心部位症状如下所述。

1. 记忆障碍　尤其忘记最近发生的事情。

2. 现实功能障碍　对进行的事务顺序和判断无法理解。

3. 方位与环境认知障碍　无法正确判断人物、时间和场所。

4. 理解和判断能力障碍　思考的速度变缓，无法同时处理两个及以上的事务。

5. 认知障碍　语言、时空的认知以及行为的障碍。

老年性痴呆症的周边部位症状有哪些?

1. 睡眠障碍（失眠）。

2. 幻觉与妄想。

3. 不安与焦躁。

4. 抑郁状态。

5. 徘徊。

6. 捡拾垃圾行为。

7. 攻击行动。

8. 过食和异常进食。

9. 大、小便失禁等。

老年性痴呆症照护的重点是什么?

老年性痴呆症患者常常会由于记忆力的丧失而感到不安，也常常会出现骚乱、吵闹、徘徊等症状，这与被照护者的生活经历、价值观和人生观的不同有很大的关系。理解这一点对于照护者来说非常重要。

老年性痴呆症患者依照症状的不同，会出现幻视、幻听、幻想、车辘辘话。患者的大脑已经分不清楚哪些是现实，哪些是主观臆想出来的了，其语言混乱日益严重，因此保护被照护者的自尊心非常重要。要注意观察照护者的讲话姿势和动作，用温柔的语气告诉被照护者："不要紧了""已经没有事儿了"等，让被照护者时刻感到安心。

老年性痴呆症饮食照护的重点是什么?

老年性痴呆症被照护者会由于精神状态抑郁和主动性的低下而导致进食能力和食欲的衰减,同时也有拒绝进食和没有进食的愿望。或者忘记了如何进食、对食物的味道没有任何的感觉。

所以说,老年性痴呆症被照护者表现各异,照护者必须依照不同的表现或症状,具备临时应变的能力。

所以,在照护的时候,切忌慌乱、着急,而是要尽可能地按照被照护者的思路,将其向积极的方向努力。

在照护老年性痴呆症被照护者的饮食过程中,要按照下述要求,根据不同被照护者的特点、性格及当时的状态和状况、原因,采取不同的措施。

1. 噎食 当被照护者咀嚼和吞咽能力低下的时候,突然大口喝水就容易导致噎水、呛咳,所以开始的时候,应当先以小口湿润口腔和咽部,再小口小口地送下。

2. 小块儿食物 不要将大块儿的食物喂送被照护者的口中。食物比较大的时候,要切碎成小块儿,并且混着汤水或茶水送下,这样也便于消化。

3. 半睡半醒 这样的状态下进行喂食最容易发生误咽,所以非常危险。到了进食的时间,可以采取温柔地呼叫、轻柔地拍拍肩膀、抚摸脸颊和手掌等轻柔的动作,唤醒后再进食。

4. 不张口 想吃东西但是张不开口,这种情况一般是"口腔失行"或"张口困难""张口受限"。在这种情况下,可以采取用比较冰凉的汤勺或者冰激凌、水果等触碰被照护者的嘴唇,通过刺激使其张开口腔。

5. 拒绝进食 首先要了解被照护者拒绝进食的原因,请养老机构的负责人和专业的营养师等人员进行会商，尽早找到原因。

怎样应对老年性痴呆症患者进食时出现异常？

1. 准备好被照护者喜欢的菜单和食物。

2. 可以劝被照护者尝尝其喜欢的菜肴、水果、小点心、酸牛奶、果冻、甜食。

3. 准备好三明治面包等传统或西式食物。

4. 胡麻油、紫苏、大酱汤等具有浓郁的芳香味道的食物，加上调制和烹煮的声音与气味，能够刺激被照护者的听觉和嗅觉，引发其食欲。

5. 采用不同色彩或图形的餐具和食具、餐具垫，比如明黄色、鲜红色等明快的色彩，刺激被照护者的食欲。

6. 不知道食用的方法：患有老年性痴呆症的被照护者往往忘记了怎样吃饭，照护者可以这样对被照护者讲："电饭锅里的白米饭""红烧的大鲤鱼"等，也可以拿着菜单让被照护者看着讲述菜肴的品种，唤起被照护者对食物的吃法。

7. 不会使用餐具：有的老年性痴呆症被照护者忘记了怎样使用餐具，比如筷子和汤勺的使用方法。照护者可以一边手持餐具，一边鼓励被照护者试着用一用，唤醒被照护者对使用餐具的记忆。

8. 看不见其他食物：有的老年性痴呆症被照护者只能看见眼前的食物，再远一点的食物就看不到，在临床上叫作"视空间失认症"。这时，就要把远一点的食具向被照护者推近一点。

老年性痴呆症患者排泄照护的重点是什么？

即使被照护者发生了大、小便失禁，也绝对不要大声地斥责，这样做无助于解决被照护者的问题。照护者应当劝诱被照护者自己上卫生间解决排泄的问题。

下面的方法有助于解决大、小便失禁。

1. 讨厌、逃避上卫生间　这时被照护者会说"上卫生间是非常肮脏的事情""我讨厌被人看见"等。这时照护者可以对着被照护者的耳朵悄悄地说："去一下卫生间吧？""咱们去散散步吧？"然后到了卫生间就劝他进去。

2. 不愿意更换拉拉裤或使用便盆　一种是被照护者不明白更换拉拉裤或使用便盆是为了什么，还有就是感觉更换拉拉裤或使用便盆会产生不快的感觉。在这种情况下，可以采取以下措施。

①和更换内衣一起，把被照护者的拉拉裤换掉；

②一边说着被照护者喜欢说的话题，一边若无其事地更换拉拉裤或使用便盆；

③观察被照护者的心情，当被照护者心情好的时候，借机更换拉拉裤或使用便盆。另外，在更换拉拉裤或使用便盆时动作要快，这样可以最大限度地减轻被照护者的不快感。

老年性痴呆症患者入浴照护的重点是什么？

入浴和排泄一样，有不少老年性痴呆症被照护者是持排斥态度的。在这种情况下，强行让被照护者入浴，只能出现最坏的效果。下面的方法，可以试一试，有助于被照护者配合完成入浴。

1. 告诉被照护者浴池的水热了，劝诱其去洗澡。

2. 如果是温泉的浴池，不妨给被照护者介绍温泉环境有多美。

3. 有的老年性痴呆症被照护者患有"被盗窃妄想"，这种情况下要将被照护者的衣物放入透明的袋子里，并尽可能放在离被照护者很近的地方，可以使其安心。

4. 带被照护者到浴室后，看好浴池的槽帮，使被照护者安全进到浴池里。

5. 一边带被照护者去浴室，一边对他讲一些有趣儿的事情，让他自然而然地进到浴池里。

6. 入浴前，准备好被照护者平时喜欢吃的小点心和饮料，但是要告诉被照护者，只要洗好澡就可以吃到。被照护者喜欢的其他物品也可以带进浴室，这样被照护者就会知道去洗澡就是一件快乐的事情。

7. 如果被照护者非常讨厌有其他的人在浴室，就要安排好时间，待只有他一个人的时候去洗澡。

老年性痴呆症患者睡眠照护的重点是什么？

老年性痴呆症患者经常会出现夜间不睡觉，四处徘徊的情景，但是白天却呼呼大睡，这叫作"黑白颠倒"。对此，下面的方法可能有助于减轻这些表现。

1. 床单和睡衣 使用旧一些、柔软而且吸湿性好的布材，这样的布材会使被照护者感觉舒适、安心。

2. 温度和湿度 室温如果是在冬季就保持在 13~15℃，夏季在 25℃左右；湿度以 40%~60% 为宜。

3. 照明 老年性痴呆症患者对房间的照明非常敏感，如果完全黑暗，患者就会有不安全感而睡不着觉。如果患者睁着眼睛不睡觉，很有可能产生幻视、幻觉，发生意识障碍等。可以让患者的枕边暗一些，脚下稍微亮一点就可以了。

4. 睡觉前 如果不洗澡，可以对患者进行手浴和足浴，这样可以温暖手足的末梢神经，促进血液循环，达到抚平被照护者身心的作用，有助于睡眠。

5. 安眠药物　患者常常会出现睡醒了但是还处在朦胧状态，以及"黑白颠倒"的现象。这个时候可以和主管医生商量，是不是给被照护者服用一些助眠剂（安眠药）解决被照护者睡觉不良的现象。

6. 不安与寂寞感　老年性痴呆症患者常常会由于不安而产生失眠现象。这时照护者可以采取倾听和抚摸婴儿的方法，使被照护者得到心灵上的安慰。

老年性痴呆症患者口腔护理的重点是什么？

老年性痴呆症患者常常会忘记刷牙应当是自己进行的事情，也会常常忘记怎样摘掉义齿的方法。这样的话，照护者就得及时发现并且敦促患者，必要时和患者一起刷牙，使他回忆起正确刷牙的事情来。

1. 厌恶牙刷和牙膏　这时就不要使用牙刷和牙膏，使用专门用于清洁牙齿和口腔的脱脂棉或纱布裹在示指上，轻轻地擦拭患者的牙齿和口腔；同时也要将舌头的整体和口腔的颊侧温柔地清洁到。

2. 无法张开口腔　由于患者面部肌肉紧张，致使无法张开口腔。这时可以轻轻地按揉患者口唇的周围、面颊、下颌关节、脖颈后侧以及肩部，患者的口腔就容易张开了。

3. 闭口不开　在对患者进行口腔护理时，患者不张嘴，这时要对患者讲明是要为他做口腔护理，让他安心。还可以使用开口器打开患者的口腔，同时示指上要缠好纱布，因为如果患者患上了"口腔运动障碍症"，很容易咬伤手指。打开患者的口腔后，使用专门用于清洁牙齿和口腔的脱脂棉或纱布裹在示指上，轻轻地擦拭患者的牙齿和口腔；同时也要将舌头的整体和口腔的颊侧温柔地清洁到。

4. 厌恶他人触碰自己的口唇　对于厌恶他人触碰自己口唇的患者，要耐心地对他讲解口腔护理的重要性，并且注意倾听患者讲述的原因。同时慢慢地触碰患者的手指和肩部，让他渐渐地适应他人对自己的接触。但是对于的确非常讨厌被他人触碰的患者，就要耐心地寻找其他解决方法了。

老年性痴呆患者更换衣服时的照护重点是什么？

老年性痴呆症患者一旦患上了"更换衣服失行症"，就不会自己更换衣服了，而且穿什么、怎样穿的能力都失去了。

这时如果对患者说"不要这样"或"穿这件"等否定性语言，然后又迅速地为患者穿好衣服，会给患者的自尊心造成很大的伤害，并且会陷入更大的混乱之中，这种"更换衣服失行症"会愈发严重。

注意下面的介绍，应当会有助于老年性痴呆症患者更换衣服的事情。

1. 穿上衣的时候，照护者要展开衣袖，将患者的手臂伸进去，同时叮嘱说要把手伸进衣袖里。穿裤子也是这样，将裤子放到患者的脚下方，再将被照护者的腿伸进去，同样叮嘱一遍。

2. 系衣扣的时候，要手把手地让患者学会寻找衣扣再一个一个地系好。

3. 穿好衣裤后，照护者还要一边整理患者的衣领和衣襟，一边叮嘱患者每次穿好衣服后，也要照此整理一遍。

以上这些都要尽可能让患者自己完成，并且进行夸赞，借以增进患者的自信心。

为什么说从口中进食非常重要？

从口中吃进食物并且感觉到"非常好吃"的时候，心情是愉悦的、快乐的。一旦患有了"吞咽障碍"的疾病，就不得不采用鼻饲管喂食。所以说，通过口腔进食，再经过舌头和牙齿的进食行为，对于人类来说是非常重要的。

经过口腔进食，也会使得身体各个器官的功能得以配合活动。耳朵听到要进食的招呼，眼睛看见了食物，鼻子闻到了食物的香味，大脑就开始命令身体的各个部门做好进食的准备，当手持食具将饭菜送到口中，牙齿开始进行咀嚼。

看见了食物、闻到了食物的香味，身体就会分泌消化液，胃肠道的功能就开始活跃起来了。

所以，最好还是经过口腔进食，这样可以激活食欲。

什么是吞咽的过程？

如果是固体的食物块，其吞咽过程是这样的：将进入到口腔的食物块研磨碎；口腔内的消化液湿润食物并且送至食管的咽喉处，然后无意识地引起吞咽反射，喉头向上方挺起，喉头盖向下方挡住食管前面的气管入口处，然后将食物送入食管内。通过食管的蠕动，将食物通过食管的三个狭窄处送至胃中。

所以说从口腔进食的行为，是一种全方位的连锁反应。但是一旦这个过程出现了问题，就不能正确地进食，这便成为了误咽和噎食的原因。

咀嚼与咽下的过程（四期）

1. **准备期** 将进入口腔里的食物咀嚼并且混入唾液。

2. **口腔期** 通过舌头的搅拌后，将食物送入咽喉的深处。

3. **喉头期** 将食物从咽喉处送进食管，这时喉头向上方挺起，喉头盖向下方挡住食管前面的气管入口处，然后将食物送入食管内。

4. **食管期** 通过食管的蠕动，将食物通过食管的三个狭窄处送至胃中。

怎样确认吞咽能力？

高龄者很难顺利地将食物咽入食管内，常常会发生噎食。但是除了重度的吞咽困难者外，大体上凡是尚存有一定的吞咽能力的高龄者，还是可以将食物吞咽到食管内。

具有吞咽能力但是却屡屡发生吞咽困难的高龄者，就要查找引起吞咽困难的其他原因。如果他还愿意与家人进行交流的话，可以制造一个进食的环境，调理一些利于吞咽的食物，在他进食的时候注意观察。

首先检查吞咽能力：①照护者的手轻轻地放在患者的喉结处；②提示他咽一下唾液；③确认在患者咽唾液时喉结会上下移动，说明患者还存有一定的吞咽能力。

什么是愉快进食的方法？

1. 和家人一起进食　将患者从床上移动至餐桌旁，和家人一起进食，而且要固定位置和餐具，不要让其产生疑虑、不安。

2. 采取患者方便进食的姿势　注意餐桌的高度，注意患者的坐姿稳定、平衡。稍微靠近餐桌，至少患者的下巴在餐桌以内。

3. 采用时令蔬菜　新鲜的时令蔬菜味道好，又有季节感，可以引发患者的食欲。可以根据患者的爱好习惯，选择患者喜欢的品种。

4. 将食物做成容易进食的形状　将食物做成患者喜欢的形状，尽量柔软、润滑，并且考虑到为了增进食欲，还可以做成各种颜色。

5. 解释食物　在照护进食的时候，还可以向患者解释食物造型的原因，讲一些故事，以增进患者的食欲。

什么是进食的正确姿势？

进食的姿势不正确，会影响进食，容易造成误咽。所以一定要端坐、稳定，保持一个正确的姿势进食。

确认正确的姿势

我们一般进食的时候，都是将身体自然前倾，这样就方便把食物送进口腔。这就是方便进食的姿势，也是最不容易发生误咽的姿势。

但是将头部向上抬起的进食姿势，特别是进食流质或饮料时，最容易发生误咽甚至进入气管，这是非常危险的进食姿势。

在床上进食也是这样的，一定要把双腿放置于床下边，采用上半身前倾的姿势。

采用正确姿势的重点

1. 身体前倾，伸展背部，下巴向前，进食的时候要再微微向前倾。头部也要向前下方倾斜，这样不容易将食物咽入气管。

2. 以使用有椅背的椅子为宜。有椅背的椅子可以令就餐者感到安稳，对于患者也是如此。左右扶手可以让患者保持平稳，累了的时候还可以把手臂搭在扶手上休息片刻。

3. 餐桌的高度要合适。餐桌过高会造成不容易前倾。将手放置在餐桌上的时候，胳膊肘呈直角状态时的高度就是合适的。

4. 双脚着地，膝盖弯曲，双脚稳稳地着地。椅子的高度，以双脚着地为标准。照护者的座位也要以与患者同等高度为宜。

提示：如果市场销售的椅子不太合适，就要提出特别的要求，千万不要勉强，因为高龄者一般都会身材降低。不合适的椅子会引发风险。

为什么不良的姿势容易造成误咽？

进食时姿势不正确，就有可能造成吞咽食物困难，甚至会出现噎食。

另外，如果是躺着或是半卧位的状态进食，由于下巴向上仰，就非常容易在喉头盖遮挡住气管之前滑进去进而造成误咽。

所以防止误咽的办法就是要保持前倾的姿势进食，这一点非常重要！

错误的进食示例

1. 将背部蜷缩的姿势 身体过于前倾，背部呈圆形，这样的姿势导致食物容易进到气管里。应当伸展上半身，微微前倾，把下巴伸向前方。椅子不要过高是关键。

2. 在椅子上滑落的姿势 微微坐在椅子上，背部靠在椅背上，臀部呈滑落状态的姿势。这样身体没有放松，吞咽就会困难。另外，身体与餐桌离得远，进食也费力气。

3. 躺着的姿势 躺在床上或躺在被窝里进食时，食物容易堵在咽喉部。而且什么食物也看不到，吃起来也会索然无味。

什么时候容易发生吞咽困难？

1. 发生误咽时，患者多是用手拽拉喉结处。
2. 进食后突然发出嘶哑的声音。
3. 进食药物特别是片剂或胶囊时。
4. 吞咽食物时费时很长。
5. 进食的时间特别长。
6. 往往不能吃完食物。
7. 食物常常会从嘴里漏出。
8. 体重不断减轻。
9. 常常发生呕吐，有时会发生窒息。

单侧麻痹者怎样穿上套头的衬衣？

由于套头的衬衣必须从头套下来，所以非常麻烦。应当先从患侧的手臂套穿。

"穿患脱健" 的原则

1. 如果患者自己能做就鼓励他自己做

如果单侧麻痹患者掌握了穿衣的窍门，就可以自己完成。所以要鼓励他自己的事情自己做，照护者只是在必要的时候搭把手支援一下。

2. 选择容易穿脱的衣服

容易更换的衣物，除了要选择样式外，还要选择适合身体残障人士容易穿脱的款式。这样可以最大限度地让患者自行自立。

3. "穿患脱健" 就是指先穿患侧、先脱健侧

在特定的场合下，先穿患侧、先脱健侧，往往会达到事半功倍的效果。所以应当遵照 "穿患脱健" 的原则为患者服务。

1. 患者稳稳地坐在椅子上，将要穿的衬衣放在膝盖上。要注意衬衣的前后面。

2. 先将患侧的手腕套穿进去。患者用健侧的手拽住患侧的衣袖，将患侧的手臂伸进去，然后把衣袖向上拉。

3. 把衣袖向上拽。把衣袖向肩膀上拉上去。

4. 套进去头。健侧的手拽住衣领，将头套进去。

5. 再穿健侧的手臂。头部穿好后，再将健侧的手臂套好。

6. 健侧的手臂套好以后，再整理一下就穿好了。

单侧麻痹者怎样脱下套头的衬衣？

一只手臂从头上脱下衬衣的时候，要以健侧的手拽住衬衣的后衣领向上拉。注意姿势一定要坐稳。

1. 坐在椅子上。双脚稳稳地踏在地面上，端坐。

2. 拽住后面的衣领。头部微微前倾，健侧手的拇指和示指夹住后衣领向上提。

3. 把衣领向前拽。保持前倾的姿势，以健侧手臂继续向前拉。

4. 使头从衬衣里钻出来。

5. 退出健侧的手臂。将衬衣放在前胸，然后健侧的手臂退出来。

6. 用健侧的手拽下患侧的衣袖。以健侧的手拽住患侧的衣袖向下拉，退出患侧的衣袖。

7. 完毕！完全脱下了衬衣后，依旧坐稳，防止左右倾斜摔倒。

可以在睡觉前控制患者喝水吗？

半夜起床上厕所，会影响休息，那么睡觉前可以控制患者喝水吗？正常情况下，人在睡觉时也会出汗。所以如果睡觉前控制患者饮水，有可能会引起脱水症。可以让患者的喝水时间早一点。

怎样对待特别排斥洗澡和更换衣服的行为？

有的高龄者特别排斥洗澡和更换衣服，有什么好办法吗？首先要弄清楚他为什么排斥洗澡和更换衣服。如果他不愿意让家人看见自己洗澡，可以带他到专门的洗浴中心去洗澡。

怎样对待小便总是尿在地上的行为？

有的高龄者小便时总是尿在地面上，有什么好办法吗？这是因为他的排便能力变弱了。如果他不能接受穿戴上尿不湿，就在小便池旁边铺上无纺布的一次性床单。

一般被认可的医疗以外的照护行为有哪些？

1. 使用水银柱式、电子式、耳式的温度计测量体温。

2. 使用电子血压计测量血压。

3. 受到轻微的擦伤、切割伤、烧烫伤等无需专业医护人员的处理（包括清洁换药、包扎等）。

4. 皮肤疾病的软膏涂抹★（压疮的处置除外）。

5. 一份内服药物的服药照护★（包括舌下含服）。

6. 修剪指甲（指甲的周围没有炎症、脓肿等，但是糖尿病重症被照护者除外）。

7. 使用牙刷、棉棒清洁牙齿和口腔、口腔黏膜以及舌头的污垢（患有重症的牙周病除外）。

8. 对于存储肛门造瘘和导尿管的排泄物的接收袋的处置。

◆导尿管插入的准备和维护被照护者体位的保持；

◆使用一次性灌肠器进行甘油灌肠（插入肛门 5~6 厘米、甘油浓度 50%、成年人一次使用不超过 40 克的情况下）；

◆给皮肤贴附纱布*；

◆使用点眼药点眼睛*；

◆掏耳垢；

◆给予肛门插入坐药*；

◆给鼻腔喷雾药物*。

以上标注为*的是：

①被照护者的状态是安稳的；

②副作用和药物剂量的调整以及用药后观察不需要考虑的操作；

③给药的方法不需要专业人员的确认，照护者也已经获得了专业资质，而且这三点已经经过了专业培训，并且向被照护者本人及其亲属进行了服药指导、保健指导以及进行了忠告的情况下。

三、 装修篇

为什么增龄后一定要考虑环境适老化？

由于增龄（也称加年），身体的各个功能（包括感觉、心理）都会发生变化。高龄者不仅要对这种变化产生各种各样的想象，也应当重新面对周围环境而发现新的问题点。不要漠视增龄，而是应当仔细观察身体功能的变化会对生活有怎样具体的影响，而且建议要观察增龄会对居住环境重新产生怎样的需求。

没有患病的高龄者身体的变化

记忆力 思考力	·好忘事 ·常常陷入沉思
视力	·老花眼 ·老年性白内障 ·适应（明暗）变化功能衰减
嗅觉	·嗅觉功能低下
听觉	·重听
皮肤感觉	·感觉迟钝 ·皮肤干燥
握力	·指尖感觉迟钝 ·握力下降
坐下/站立	·腰背无力

续表

步行	·平衡能力变差
	·腿脚无力
排泄	·次数增多

增龄后身体功能的变化产生的需求如下。

增龄后身体功能的变化产生的需求

对日常生活的影响	对居住环境采取的对策
·忘记了物品的放置地点	·制作一个容易寻找到的收纳箱
·常常容易感觉晃眼、刺目 ·适应明暗的变化非常费时	·选择不要直对光源的灯具 ·选择缓慢变化亮度的灯具 ·在台阶处比较昏暗的地方安装照明设备
·常常忘记关闭煤气	·安装煤气报警器
·听不到铃声 ·与人沟通困难	·可以使用来电时发光报告的电话或手机
·在空调房间里容易寒冷或燥热 ·房间过冷过热，身体容易生病	·安装恒温恒湿的空调设备
·小的把手很难握住 ·总是关不紧水龙头	·安装手柄式的把手 ·安装杠杆式开关的水龙头
·站立时很费力	·椅子不要放置过高或过低，应当是符合身材的椅子 ·椅子面还要稳固
·上下台阶很困难 ·担心滑倒、绊倒	·在不太安全的地方安装扶手 ·地面等处使用防滑的材料
·半夜常去卫生间	·在卧室附近安置移动马桶 ·安装（人体感应）小夜灯

为什么说居住环境必须适应高龄者步行的变化？

由于身体状况的变化，步行的姿态就会发生种种变化。如果步行不自由，就必须使用手杖、轮椅等辅助工具。因此应改建居住环境以适应行走，使居住成为自立生活的可能。另外，如何适应处于卧床的患者方便移动，也需要通过室内的改建而使患者部分地便利生活。

照护者需知的步行知识有哪些？

步行不仅仅是移动的手段，而且也有益于心脏的功能。步行时肌肉的收缩运动，可以起到心脏输送血液时的"泵"的作用。

从距离心脏最远的脚部回流血液，是一件非常重要的事情。步行动作时通过收缩肌肉，使得血管收缩更加有力，有助于血液循环。

血液除了运送营养物质以外，同时也运送氧气。步行运动是有氧运动，可以使身体的各个角落及大脑受到活化，有助于它们的健康。

为什么足底的弓形可以防止步行时对大脑的冲击？

步行时一只脚的负荷是实际体重的 1.25 倍。这个重力对身体（特别是大脑）的冲击，由于足底的弓形而被化解。以三个脚弓形成半穹窿状，可以使脚在步行时保持平衡，具有弹性。这个弓形从幼儿到成年人一直受到锻炼，而且会越锻炼弓形越高。由于增龄，弓形越小（呈扁平样足）就会对膝盖的负担越重，伤害也就越大，这就是扁平足的人行走比不过脚底弓形高的人的缘故。

风湿性骨关节疾病对足底的弓形的影响有哪些？

如果患上了风湿性骨关节病，就会出现难以形成足底的弓形，而且有的人常常站立都很困难。如果患上了风湿性骨关节病，难以形成足底的弓形的情况下，可以采取手术矫正或在足内衬垫矫形鞋垫，将内侧足弓抬高，可以逐渐减轻足弓塌陷的症状，也可以使步行稳定。还可以在室内使用功能康复鞋，但是其唯一的缺点就是容易滑倒。所以选择适宜材质的地板很重要。

年轻人与高龄者的步行特点有什么区别？

年轻人在脚部着地和踢出脚再返回时，脚腕柔和，脚趾可以牢牢地抓住地面承担体重，踢出脚时有力。

但是高龄者步行时，脚腕如同被固定了一样以僵硬状步行，脚趾没有力量抓住地面、承担体重，踢出脚时不会再主动返回，也不会富有弹性地踢出第二步，几乎是脚擦地状态迈出下一步的移动方式。由于脚底面抓地的力量减弱，脚的前部（脚尖）不能抬起来了，这一点要特别注意，防止被绊倒。

因此室内不高的台阶、使用弹性较高的材料地毯和地板隔条，常常是绊倒的原因。所以比较硬和过于光滑的地面材料，不仅不利于患者的身体保持平衡，而且患者从心理上也会产生"滑"的心理障碍。在这样的情况下，安装扶手是最好的选择。

高龄者的跌倒会有怎样的危害？

关节变硬、骨质疏松的高龄者一旦跌倒，发生骨折和受伤的可能性非常大。另外需要强调的是，一旦高龄者发生了骨折，更为严重的是"三个月内再次跌倒"！

由于受到再次跌倒的恐惧心理的压抑而行动必然受限，于是这段时间里，患者的肌力、体力将会变得低下，使得大脑的老化更加迅速。

在这样容易发生跌倒的居室内，就要安装扶手，使用防滑地面材质。让患者燃起积极步行的热情对保持高龄者的健康状态是非常重要的。

适老化居住的地面与材质性能有哪些要求？

1. 尽量消除室内的台阶

①相差 2～3 厘米的高度都存在着被绊倒的风险；

②门槛、门口放鞋处、居室等的地面，是材质的连接处，一定要消除哪怕是很小的台阶差异。

2. 选择防滑的地面材质

①如果不是防滑的材质，地面上有时会有积水，同时鞋的材质不同也会成为跌倒的隐患；

②住宅中需要用水的部位（如灶台、卫生间和浴室等处），必须使用防滑、防湿的地面材质。

3. 对冲击吸收性好的地面材质

①由于高龄者跌倒的概率比较高，所以最好采用对冲击力吸收比较好的地面材质，如大理石地面就不如木板地面材质好；

②不仅仅是地面，就连地面底层的龙骨也要采用对冲击力吸收比较好的材质。

4. 选用防污而且方便的地面材质

①高龄者经常吃一些小食品，会掉一些渣子，有时甚至会发生尿失禁，所以要选用容易清洁的地面材质；

②如果房间铺设的是地毯等材质，就要考虑是不是将部分地毯更换成瓷砖类材质。

5. 经久性长

①手杖以及轮椅经过使用肯定会产生一定的磨损，可以选用容易更换配件的用具；

②地面材质不仅要经久耐用，而且地面的底层如龙骨、黏着剂的强度也要考虑。

室外地板饰材的要求是什么？

1. 使用瓷砖与互锁装置，如果在有水、湿润的地方使用要当心，以免被绊倒或被手杖的尖部刮住，所以要注意到达的位置和深度。

2. 水泥加水勾兑时，注意场地不要积水。

3. 石材和人造石材的石面要加工得比较糙一些，这样不容易滑倒。

室内地板饰材的要求

地板饰材		特性和使用的注意点
草席		使用轮椅的时候，小心不要弄破了草席
		不要在各个房间之间设置出现高低平面的差异
地板		选择防滑的材质
		不要选择保养时必须打蜡的木板地面，以防滑倒
软木砖		防滑而且步行感舒适
		容易被污垢污染，做成可以拆卸更换式的
塑料性质的瓷砖地板饰材以及树脂瓷砖		耐水性和耐久性的优点很多，用水擦拭除垢也便利
		采用即使湿润了也可以防止滑倒的材质，还可以赤脚在房间里行走
大尺寸地毯		铺设短毛的地毯
		注意消毒，防止病菌生长，防污性和耐摩擦性要好
瓷砖地毯		防滑、步行感和耐摩擦性都好
		注意消毒，防止病菌生长，注意防污性
塑料性质的薄板	大尺寸铋盐薄板（无发泡层）	耐水性和耐久性的优点很多，步行感舒适
		采用即使湿润了也可以防止滑倒的材质
	垫层树脂薄板（有发泡层）	如果考虑耐久性，就要避免使用表面透明的薄树脂
		要避免使用表面凹凸不平、很难除污的树脂板材质
		采用即使湿润了也可以防止滑倒的树脂材质

为什么对高龄者来说站立起来的意义很大？

1. 从躺着的状态坐起来到站起来，视野便开阔起来了。用自己的眼睛看到周围的活动场景，便产生希望参与到社会活动的欲望。

2. 围在一张桌子的周围，便是相互认识各自的存在；一家人坐在餐桌旁或者是熟人围坐在一起，就会对生活产生刺激。

3. 与大家围坐在一起，自己虽然成为交流的道具，但是必须一直保持着高兴的状态，对于自己也是很快乐的事情。

为什么要避免长期卧床？

1. 人类的内脏和肌肉是以直立为基本状态而生存的，各个功能也是以这样的状态为基本状态运行的。但是长期卧床不起，以血液循环为首的身体各个系统的功能都成了停滞状态，于是就渐渐地引发了各种各样的疾病。

2. 特别是长期卧床患者，最主要的就是引发压疮。预防的方法：每两个小时就要翻身一次；使用多功能防压疮气垫床垫也是非常值得提倡的措施之一；同时施以日光浴、按摩等方法，也可以促进血液循环。

3. 坐起来的时候，视野变得开阔，外界各种各样的信息传递、进入并且刺激和活化大脑。

4. 感觉迟钝、压疮、大小便失禁与便秘、肌力下降等，很重要的一个原因就是进入眼睛（大脑）的信息太少。

站起来时扶手的意义是什么？

用手扶住座椅的扶手向上用力站起来比较容易。所以在选择座椅和便携式马桶时，一定要选择扶手高低合适的、对脚后跟没有妨碍的那种，如果可以调节高度更好。

保证顺利坐下来的关键是什么？

坐下的时候，如果不稳定，臀部和关节就会产生负担。尤其是从低的位置站起来的时候，肌肉就要花费很大的力气。所以椅子的座面和扶手的高低是否合适，对于顺利地坐下来非常重要。

从坐位转移到坐位关键是什么？

当患者从床上要移动到便携式马桶或轮椅上的时候，一定要注意它们之间必须是无缝衔接，高低位置是平行的（可以调节高度的），也不能有障碍物。首先将臀部上浮移动至腰部状态的时候一边要保持平衡，一边要将重心移至下肢，然后移动呈坐位的状态。

什么是平衡不稳定、不安稳的坐姿？

1. 骶骨坐姿（瘫倒坐） 就是那种骶骨前倾、背部向后倾斜、臀部向前滑、上半身压在骶骨上的坐姿。长时间的这种坐姿，加上压迫了骶骨和尾骨，造成血液循环变差，就容易形成压疮。

对策：椅子的椅面高度应适当，就是脚后跟正好平稳着地、椅面呈95°角的高度。

2. 驼背坐姿（圆背） 后背呈圆形、低头俯伏的样子。

对策：①选择将背部伸展开的时候，椅背正好与脊柱的生理弯曲相适配；②如果背部已经出现了变形，依旧要选择与脊柱的生理弯曲相适配的座椅进行矫正。

3. 后躺的坐姿 躯干向左或向右或仰面倒在躺椅上。由于椅面过于柔软，所以很容易躺倒。

对策：①肘部和肩部两侧应当有软垫，椅背也要与脊柱的生理弯曲相适配；②选择稍微硬一些的坐垫。

为什么高龄者不要选择过于柔软的座椅？

由于脑卒中身体出现了麻痹，或是由于神经系统疾病失去了平衡能力的患者，坐上沙发等非常柔软的座椅，身体就很难移动了。

所以选择椅面和扶手高度、椅面宽度、椅背弯曲角度都合适的座椅是非常重要的。

适合高龄者的座椅有哪些要求？

1. 椅面的高度 基本高度以坐者的膝盖呈现90°弯曲且正好双脚掌平稳着地为宜。如果为了站立起来方便一些，还可以再稍高一点，但是要保证在这个高度坐着的时候不会压迫大腿的后面（下面），而且必要时患者可以使用脚部调整坐姿。

2. 椅面的进深 进深是为了防止压迫膝盖的后面。因为座位很深的话，就有可能被座椅的边缘硌着膝盖的后面。当然也要将座椅的边缘做成圆角，以防伤着身体。

3. 扶手的高度 坐着的时候扶手的高度与站立起来时扶手的高度相差很多。要注意以站立起来时需要扶手的高度为准。

4. 扶手的长度 要考虑到站立起来的时候患者还需要扶住扶手，所以要稍稍向前突出一点，至少应当长于椅面。但是坐下的时候，通常会扶住扶手，所以这个时候是最危险的时刻。

5. 椅背的倾斜度 标准角度是95°～110°，但是如果椅背向后倾斜较多，患者站立起来就比较困难。

6. 防水防滑的椅子套垫 为了防止坐姿"坍塌"，要使用防滑的材质，但是为了应对进食时出现撒漏汤汤水水和出现小便失禁，最好使用防水材质的套垫。

怎样适应高龄者的站立和坐位？

由于增龄后脚力和腹肌力量变弱了，站起来时更多是慢慢地并且要借助辅助工具，而且要长时间地保持一种姿势非常困难。从这一点考虑，在居室就要特别注意患者站立和坐下时的动作了。

1. 坐在椅子等的时候 当患者要坐在椅子、坐便器和床上的时候，由于是从站立位变化到坐位，所以在这个坐位的前方要留出足够的空间。

①由于这个时候身体会出现摇晃、摆动，所以要留意座位侧方比较稳固的家具和座椅的扶手是否稳固，并且一定要搭把手扶住患者坐下。

②从膝盖到脚后跟（脚掌）的长度因人而异，所有一般认为座椅的高度以 40 厘米为宜，但是必要时一定要试一试再决定为好。

2. 充分利用日式房间的地板座

①日式房间是日本人过去的居住方式，要考虑高龄者及其习惯了这样的居住环境。

②如果同一个居室里还有现代（西式）房间的布局，就要考虑与日式房间连接处的安全性。比如说座椅的高度要一致、站起来和坐下的高度水平要一致；方便轮椅的进出和移动。

3. 要注意浴室的地面有三个高低水平

特别要说明的是，浴缸的沿一定要与座椅的高度一致，这样患者在洗澡变换位置的时候，就可以慢慢进入到浴缸内而不至于滑倒。但是使用浴液要在进入浴缸之前而不要带进浴缸内，而且首先要试试座椅的高度与浴缸的边缘是否一致，这一点非常重要。

4. 在玄关处放置一只座椅 高龄者坐在座椅上更换衣服、脱穿鞋袜会非常安心地进行。

5. 坐便器

①便携式马桶，都要安装手搭搁板。

②从马桶上站起来，带 L 形扶手的马桶是最合适的；而且要注意，此时的马桶距离前面的墙壁至少要 50 厘米。

6. 要坐在洗脸池前洗脸 注意坐在洗脸池的前面洗脸时，洗脸池下方一定要有可以放入双腿的空间。

7. 在厨房的水池洗菜，要坐在座椅上进行 在家里的厨房料理台做饭菜时，也要坐在座椅上进行。这时要将料理台的下方收拾干净，座椅与料理台的高低度也要合适。

为什么说手是身体和健康的晴雨表？

● 手上有 30 多个与各种疾病有关的穴位，而且这些穴位都通过经络与全身相连。

● 手的颜色、胖瘦可以辨别出身体的哪些部分健康与否。例如手掌变红一般认为是肝硬化、慢性肝炎的危险信号。所以我们说手的变化是与健康息息相关的。

为什么说手的运动可以防止身体与大脑的老化？

● 经常给予手以适当的运动，可以刺激大脑的发育、防止退化，所以对高龄者来说应当适量地运动手。

● 从神经走向来说，手指与大脑有着直接的联系，所以刺激手与手指的末梢神经，就会使全身的血液循环充盈，可以缓解疲劳和防止心身的老化。

学习书法和绘画，以及演奏具有协调双手功能的钢琴、小提琴，可以延缓大脑老化。

什么是握力的把握？

握力的把握就是除了大拇指以外的其他四个手指用力握住某个物体的方式。

什么是精密的把握？

精密的把握就是不用手掌去接触，而是只用手指去捕捉物品，用以检测各个手指的配合与协调能力。例如在桌子上拿起一只网球，就可以检测出各个手指之间开合的程度、各个指关节的角度、力量大小是否适度以及瞬间的调节能力。

一位70岁左右的人的握力，与其年轻的时候相比，一般来说只能达到三分之二，而且随着增龄以及不断患上各种疾病的影响，其握力会逐渐下降。

握的动作与增龄的对应是怎样的？

● 所谓"握"，即是使用手掌或手指抓取物品的动作。抓的力量取决于指尖的强度、速度，而握的动作则取决于手掌和指腹整体利用物品的摩擦力的广度。

● "握"基本上是伴随着"围上""摁按"和"拉拽"这三个动作。这三个动作的组合使用力量的三分之一就完成了。

● 随着增龄，比较小的物品就很难握住了。这就需要选择比较大的物体，让患者反复练习"握"的动作，同时尽可能让患者也使用手掌和肘部进行配合完成握的动作。

● 由于年龄、性别和个体差异的不同，每个人的握力差别很大，扶手的粗细、把手的大小与现状，要让患者试试握力，来确定哪些物体容易抓、哪些容易握。

高龄者容易罹患哪些疾病进而造成手的功能低下？

1. 慢性风湿性关节炎

症状：关节疼痛、肿胀、红肿、发热，接下来就会发生关节变形和挛缩。

多发于 30~50 岁，女性约占 80%。

①手及手腕的活动变差

- 肩部向前、向上、向后，都受到限制；

- 膝盖不能伸直，呈现弯曲状；

- 手掌不能向下弯曲、向上勾起。

②对日常生活造成障碍

- 由于手指的变形，其握力、抓力都受到限制；

- 自己套上衣袖非常困难，也很难系上衣扣；

- 由于手伸不到头顶，所以无法洗头；而且梳头也抓不住梳子，无法梳头。所以洗发就成了难题；

- 吃饭时，手也无法将食物送到嘴边；

- 握不住筷子了；

- 手也到不了臀部，解大便非常困难。

2. 脑血管障碍（脑卒中）

症状：由于脑血管的堵塞或破裂，一般会是单侧出现瘫痪或麻痹；同时也有合并语言障碍、失形（失去或半失去行动的能力）、失认（失去或半失去认识事物与人的能力）。

①单只手进食：只能在食具的内侧顺着弯曲度将饭菜"扒"上来，全无进食的乐趣了；

②单只手拉拽纸张：只能用单手拉拽纸张，排便变得困难；

③握不住栏杆或扶手；

④只能使用没有麻痹一侧的手握住扶手：走廊的两侧均安装有扶手，这样的走廊如果非常狭窄就要当心；

⑤动用指尖的动作非常困难

- 水龙头和门的把手，要使用动用全手来操作的样式；

● 同样要使用动用全手来开关门窗的把手样式，以降低关节的负担；

● 同样要注意安装使用手掌或手腕就可以开关灯源的设备。

增龄后手的功能与居住环境是怎样的？

由于增龄，指尖的敏感程度和准确性下降，使用握力的能力也渐渐地下降了；步行、坐下、蹲下、站起来、上下台阶等需要用手来支撑这些行动的机会渐渐地增多了。走廊上安装扶手要以使用人为准，一般高度以到达使用人大腿外侧的股骨大转子处为宜。

1. 扶手的功能注意点

①扶手是为了移动

● 辅助行走的扶手，与其必须牢牢地握紧，不如扶手粗大一些更实惠；

● 扶手的连续性更重要；

● 扶手的开端容易勾住衣服或者有被碰伤的危险，所以其起始部位应当向下或向墙内侧弯曲，并且要大于20厘米。

②扶手是用于站立起来

● 在浴室洗澡或在卫生间排便完毕站起来的时候，有很方便借助的扶手很重要；

● 简单而且可以保证站立连续动作的扶手以L形的最好。

③扶手用于上下台阶

台阶安装的扶手当然是两侧都有最为方便，但是在没有办法两侧都安装的时候，注意要安装在使用者利侧手的一侧。

● 用于上下台阶的扶手，为了扶住的牢固，以容易握住和防滑的形状为好；

● 当然连续设置的扶手最好，但是如果不可能连续设置的话，两端的间隔以不超过 40 厘米为宜；

● 扶手的端部，应当再延长出 20 厘米，以防身体在离开台阶后跌倒。

④潮湿的手握住的扶手（浴室或室外）

● 为了防止在潮湿的状态下扶住扶手滑倒，要使用表面凹凸不平的材质为宜；

● 最好使用随时可以冲洗而不需擦拭的材质。

2. 扶手的安装

①应当考虑到将来的变化：扶手的位置、形状以及高度，依不同人的身体情况和习惯而有所不同。所以在安装的时候，就要考虑到将来可能会有所变化，而要留出整改的余地。

②走廊全部安装扶手的情况下，就要进行重新铺装，从地面算起应当为 60～90 厘米。

家庭里安装扶手的必要部位

部位	基本要求	推荐
过道	坡道，随台阶一侧设置扶手	
阳台	与住宅内部的地面连接处有台阶，所以要设置扶手	
走廊	设置（必需的情况下要进行设置）	
住宅内部台阶（基本生活的空间内）	（45°以下斜坡）至少在一侧安装扶手 （超过45°的斜坡）两侧要设置扶手	尽管可以忽略，但还是建议安装扶手
洗脸·更衣室	在与浴室的阶差超过 2 厘米的出入口处设置扶手 更衣室要设置（必需的情况下要进行设置）	
浴室	出入浴缸处必须设置扶手 浴室的出入口也尽量设置扶手	为了保证在浴缸内常常进行的起来和坐下之间的安全变换

续表

卫生间	安装扶手（必需的情况下要进行设置）	
居室·餐室	整备设置扶手	
高龄者等人的卧室	整备设置扶手	

①设置扶手应当从当初应当设置的地方（事先计划）和整备设置扶手的地方（事后安排）进行安排

②整备设置即是计划在将来需要安装扶手的情况下，在装修时预先留出位置，重要的是要在图纸中明确

增龄后的眼睛会发生怎样的变化？

增龄使得眼睛的结构发生了变化，对于视物也产生了各种各样的影响。不仅仅是视力的衰弱，聚焦也发生了困难，而且对明亮或黑暗的适应性也降低了，对颜色的辨别也出现了误差。一般来说，白内障的症状可以从50岁以后就出现，所以可以说是"健康的老年退化"。这个规律一般为50岁有60%的人会罹患，60岁为80%、70岁时为90%，他们的视觉和色觉都发生了减退，而且85岁以上的人发生率几乎为100%。

1. 虹膜的老化，暗适应的功能低下，看暗的物体适应性下降。

2. 玻璃体的硬化，成为花眼，调节远近的功能下降。

3. 玻璃体的混浊（白浊），炫光增大，容易感觉到晃眼。

4. 先出现玻璃体的白浊、发黄，进而发展成为老年性白内障，辨别颜色的能力和视力下降。

眼睛的变化对生活有哪些影响？

1. 由于花眼对远近的调节功能变得低下　看近的事物聚焦很困难，而看远的事物比较清楚，在暗处辨别小字很困难，进行细微的作业时视力极易疲劳。

这是由于增龄，眼睛的玻璃体渐渐地失去了弹性，导致调节能力下

降。适合聚焦的焦点——近点，随着增龄越来越远了。10 岁的时候，近点为 8 厘米左右，30 岁为 14 厘米左右，超过 50 岁就是 50 厘米左右了。要选择配戴适合自己以及生活、工作需要的眼镜进行调节。

2. 暗适应的能力变得低下 眼睛对于从明亮处移至黑暗处到适应黑暗环境的时间是年轻时的数倍，在黑暗处看东西变得很困难了。

这是由于视觉细胞的感光度越来越衰弱，感觉不到到达视网膜的光亮的量，瞳孔的散大能力变弱，进入眼睛里的光亮减少。应当顺应年龄的变化，进行适当的保养措施，同一视野内不同环境的光亮变化不要过于剧烈。

3. 对炫光（晃眼）变得非常敏感 眼睛对于突然的明亮变化很难适应，对于刚进到房间时出现的荧光灯的亮度会感到不快，这是随着年龄增长而出现的现象（70 岁人的这种感受是 20 岁人的 2 倍），也是由于玻璃体老化和混浊导致进入眼睛的光亮散乱的结果。

高龄者对不谨慎用光的情况增加，就会出现这种现象。最好不要一室一灯，而要一室多灯，将室内全体照明。

4. 由于老年性白内障而造成颜色的辨识率下降 这个时期进入到高龄者眼睛里的颜色全部呈土黄色或黄橙色，所以对颜色的辨别出现了困难。这是由于增龄，玻璃体混浊（变白）、黄色变的结果。

所以要注意，高龄者在这个时期会对白色和黄色、蓝色和土黄色、蓝色和绿色等颜色的组合辨别出现困难。

在住宅内，特别是夜间低照明度的情况下，就会发生对墙壁、地面的辨别困难，所以会产生跌倒受伤的危险，高龄者还会产生不安感。所以要注意将墙壁与地面用颜色明确地区别开来，同时各个物体的界限也要清晰明了。

还要使用能够辨清照明灯具颜色（即演色性，光源照射物体时呈现色彩的视觉效果质量高低的辨识能力）的照明灯具。

高龄者的住宅照明怎样设计？

由于增龄，眼睛的远近视力调节功能和暗适应功能低下，容易受到炫光的刺激，对颜色的辨别能力下降。

1. 针对视觉功能低下的照明设计

①要选择不被直接照射的灯具

• 明亮度高的光源，是引起炫目的原因。这对高龄者来说是一种痛苦。

• 房间里使用一支灯具，就会因为要保证高照明而产生炫目的机会。

②确保要使用一等级的灯具

• 如果一支灯具的照度不够亮的话，应当增加数支灯具，使这个房间全都充满亮度；

• 同样照度的灯具，应当选择低色温、明亮度好的；同时也要兼顾到光感足够。

③不要选择明暗差别过大的照明

• 高龄者对于明暗度的变化（转换）适应度很差；

• 特别是灯具对地面产生过强的亮度时，高龄者会对阶梯产生误判。

④营造一种看上去宽阔、明亮感好的环境

• 避免一室一灯的设计，即不仅天花板上安装有灯具，而且墙壁周围也要安装亮度适宜的灯具，这样会使房间产生空间宽阔的效果；

• 要考虑到天花板、墙壁和地面均衡亮度的效果，使得整体的房间充满明快感。

⑤明亮度可以调节

• 注意要选择可以调节空间的明亮度的设计；

• 要安装在夜间或间隔较长时间使用的点式亮灯或感应灯以及保证房

间里长时间低照度的照明。

2. 从生活情景考虑的照明设计

①要设定夜间模式的照明

● 夜间使用卫生间的时候，高龄者一般是处于半朦胧的状态，不可以使用过于强度、炫目的光照；

● 要在卧室、卫生间、走廊上安装低照度的灯具。

②符合身体的作息节律

● 在早餐时间到来时，最好打开高强度、相当于太阳光亮度的照明，有利于高龄者起床；

● 夜间宜使用适合周围环境、低照度、色温低的照明灯具。

③确保在工作、家务时有足够亮度的光源

● 在工作、家务时有足够亮度的光源，也可以采用辅助光源保证光源的亮度。

④选择方便保养、维修的灯具

● 使用中要注意减少开关的次数，在选择荧光灯和白炽灯时，尽量选择同一个启动器的灯具，这样可以延长使用寿命。

⑤要考虑开关和插座的位置与高度

● 开关的面板宜选择大型面板，方便在坐位、躺着的时候都可以够得着。带显示有电标识的插座更好；

● 插座和开关的安装也应当考虑高龄者的身高、轮椅和辅助器材的高度。

入浴与排泄处所的无障碍化怎样设计？

排泄是每个人在任何时候都想自行解决的事情。而洗浴不仅仅是清洁行为，洗罢后还会充满愉悦。而对于高龄者来说，这些行为充满了危险，必须要交待清楚。

1. 室内的温度差　因入浴发生死亡的事件多在寒冷的冬季。低室温的浴室和剧烈的血压变化是主要原因。另外，卫生间也是这样，由于具有温度的差别，加之高龄者的排泄时间不规律，常常成为发生危险的原因。作为预防措施，这些场所必须安装取暖设备（如浴霸、暖风机等）。有条件的还应当安装干燥器，卫生间安装除臭器等。

2. 跌倒事件　由于在出入口偶然被绊倒或由于地面湿滑造成滑倒跌伤，还有更衣时一下子失去平衡而导致跌倒，特别是由于局部积水致使高龄者滑倒发生骨折甚至溺亡，都要引起重视。作为对策，一定要选择防滑的地面饰材，安装扶手也是非常必要的。

3. 配置　入浴和排泄的处所要尽可能离卧室近一些，因为距离缩短，室温的差别就会小一些。另外一室多用也可以考虑一下，因为这样的话，不仅方便、安全，而且照护的时候也便利。

你家会有这些危险吗？

1. 没有配置防止室温剧烈变化的板材和取暖设备；

2. 没有安装扶手；

3. 进出困难的浴缸；

4. 过于昏暗的天花板灯（嵌入式格栅灯）；

5. 使用不方便的冷热双开关；

6. 过于高的门槛；

7. 安装了过低而不方便使用的水龙头；

8. 站立或坐下都不方便的浴凳；

9. 不是防滑的地面材质；

10. 卫生间没有安装扶手，身体感觉不安稳；

11. 洗脸间与更衣室之间有个台阶。

防止事故发生和舒适洗浴的重点是什么？

1. 需要乘坐轮椅移动的情况下

●消除台阶；

●安装扶手；

●铺设防滑材料。

2. 需要清洁身体的情况下

●使用浴凳（注意洗面池和出水口的高度要适宜）；

●安装扶手；

●使用操作方便的浴具（尺寸和现状要根据具体情况而定）。

3. 出入浴池的情况下

●安装扶手；

●使用适老（残）化的浴具。

4. 选择合适的浴缸（适合喜欢泡澡的高龄者）

●浴缸的选择（西式浴缸过长，容易引起洗浴者由于不稳定而产生不安感；日式浴缸过小又太深，出入比较困难。所以要选择两者兼顾的浴缸为宜）；

●注意防滑的设计；

●安装扶手；

●使用适老（残）化的浴具（如果池水完全到达肩部，容易造成对心脏的压迫，所以安装半身浴的浴缸比较合适）。

5. 安置升降吊椅洗浴

●可以将升降吊椅安装在天花板上，从卧室滑动到浴室；

●也可以在浴室里安装固定的升降吊椅，从更衣室滑动到浴室里；

• 安装升降吊椅时的注意点：要留出安装升降吊椅的空间以及启动的电源，应当事先修建好水压等；而且在使用前应当让使用者以及照护者试用。

6. 喷淋式洗浴　这是为了替代进到浴缸里的洗浴方式，主要用于进入浴缸困难者和夏季时使用。

防止事故发生和舒适排泄的重点是什么？

1. 乘坐轮椅进入卫生间时

• 消除台阶，地面要平坦；

• 除去门槛，代之为坡道；

• 安装扶手；

• 改装折门成拉门。

2. 坐/起马桶时

• 使用坐式马桶；

• 安装扶手。

困难的情况下：

• 升高马桶的高度；

• 使用可以辅助站立式的马桶。

使用可以辅助站立式的马桶要注意，由于是机械装置，所以在使用时要考虑使用者的身体情况，应当尽可能事先与高龄者沟通一下为宜。

3. 排泄与排泄后的处置

• 使用自动式或单手可以操作的用具；

• 使用纸卷器；

• 使用带温水冲洗式的马桶；

● 使用调温式的马桶。

4. 夜间使用卫生间的情况下 尽可能将卫生间与卧室设置要近，或者在夜间使用便携式马桶或者便盆。

防止事故发生和舒适洗脸的重点是什么？

洗脸和更换衣服需要稳定的姿势，而乘坐轮椅还要考虑怎样更方便。

1. 站立的姿势时 利用扶手和洗面台以保持姿势稳定。

2. 坐位（椅子或轮椅）的姿势时

● 不要使用会碰到膝盖的薄型洗脸池；

● 不要踩到地漏；

● 要安装一面坐位和站立位都可以照到的镜子；

● 水具使用单臂式自动混合冷热水式的开关，特别是使用轮椅的情况下。

在与洗脸池高度适宜的位置安装扶手。站立位的高度以 75 ～ 85 厘米为宜，如果是坐位（椅子或轮椅）就要根据实际情况安装。

3. 更换衣服时 以不安定的姿势更换衣服非常危险。一定要设置凳子、椅子和扶手，以安定安稳的姿势更换衣服。

防止事故发生和舒适洗衣的重点是什么？

1. 洗衣

洗衣机的安放。

2. 使用洗衣机

● 使用容易操作的洗衣机；

● 洗衣机的高度适宜。

注意：放上防水布常常成为被绊倒的原因。

3. 烘干衣物

- 取出洗衣机的衣服离烘干器要近；
- 晒晾衣物的地方要防雨，并且挂取容易够到。

高龄者卧室的重点是什么？

对于高龄者来说，卧室不仅仅是夜间的睡眠之处，也是悠闲自得、随心所欲的地方。特别是高龄者在长期卧床的状态下，卧室几乎就是高龄者进食、更换衣服、排泄和入浴的地方。可以说，卧室就是高龄者的生活空间，他的后半生将在这里度过。所以如何不让高龄者产生孤独感、抑郁症，舒适地度过每一天是照护的目标和重点。

1. 计划设计的原则　对于高龄者来说，尽管目前处于健康状态，但是必须为其将来需要照护时来考虑房间的布局。高龄者的卧室最好与洗手间相邻，与餐厅也不要太远，这样便于与家人共餐；而且卧室要设计有在非常时期能够出去的阳台。

①睡床应当在向阳一侧；

②能够看见外景；

③如果房间狭窄应当安装拉门；

④能够看见起居室；

⑤房门宽度以 75 厘米为宜；

⑥轮椅可以回转；

⑦购置可以代替扶手的家具；

⑧设置扶手。

2. 宽度　卧室的宽度不仅要求可以容纳睡床，还要按照移动、起居动作是很困难的情况设计睡床的位置，特别是要留出轮椅与睡床对接的可能，还要考虑到照护者将会与高龄者同在一室的可能。一般说来，保证轮椅回转的余地应当留出直径 150 厘米的空间。

3. 睡床的选择　要根据使用者的年龄、体型、体重、身长、身体情况等因素，明确使用者的自理程度、衰退的进展速度、所患疾病类型、功能障碍类型等，着眼于促进使用者的自理功能而选择。

4. 睡床床垫的选择　要选择使用者在长期卧床的状态下，能够分散体重对睡床的压迫、通气性和吸湿性较好而且较为坚固的、符合使用者身体状态的床垫。

5. 全部建材的选择　必须考虑使用者就寝状态时所需的防火材质。

①防止使用者滑到睡床下面的地面；

②考虑到使用者对天花板的色彩有何种习惯。

6. 乘坐轮椅向睡床移动的情况下　在不是站立的状态下，睡床的高度应当与轮椅的高度相当，便于移动。

7. 收纳处　避免难以收纳，并且将经常使用的被褥等用品放在使用者的身边。轮椅也应当没有妨碍地放置在附近。

8. 设置容易开关的拉门而不是折门　地面要装修成各个房间之间没有门槛。所有的门把手、拉门的把手等都应当使用容易把握、手感友好的材质。

9. 睡床边应当安装圆形的扶手　采用木制、防滑、便于抓的扶手。

10. 紧急呼叫铃　应当专门设置专线。

11. 方便使用的开关　考虑到轮椅使用，开关设置高度为 90～120 厘米。

12. 安装安全灯进行天花板的照明　安装在睡眠时不直接刺目的位置，并且设置万一停电可以延迟 30 分钟不灭的"应急灯"。

13. 脚边灯　设置脚边灯。

14. 门把手　全部为长型的门把手。

15. 安放一台矮床　高度与轮椅相当，方便上下睡床。

16. 容易开关的拉门 可以放置轮椅，门宽 75 厘米以上。

17. 需要用水的活动路线 为了清洁大、小便失禁和老年性痴呆症患者方便清理，要将浴室和卫生间设置在离卧室较近的地方。

18. 必要时安装和利用升降吊椅 利用升降吊椅，对于卧床患者从睡床移至卫生间或轮椅上，是非常便利照护的方法。

19. 空调和换气设施 由于高龄者体温调节功能下降，应当安置空调，而且为了及时更换室内的清新空气，也要安置换气设备。

20. 便携式马桶 必要时在睡床边放置便携式马桶。

21. 安全性高的百叶窗

- 阻燃材料和无烟材料；
- 可以微调进光量；
- 万一燃烧时不产生有毒烟雾。

22. 睡床 可以调节高度。

23. 可容纳轮椅 具有可以容纳轮椅的空间。

24. 建材 采用防滑材料。

25. 在外侧可以打开的门把手 既可以在外面关闭也可以在外面打开，以便患者在里面发生意外时可以得到及时处置。确保当洗手间有水渍时，方便清理。

照护老年性痴呆症患者居家养老的重点是什么？

对于老年性痴呆症患者来说，习惯的居住环境是使其安定、安心的重要因素之一。所以照护者要以不改变患者的环境为目标进行照护。老年性痴呆症的发展过程是渐进的，而且智力和体力的衰退几乎是同步的，所以要做好长期应对的准备。初期大规模改建的目标是要应对初期的老年性痴呆症。

1. 初期 身体可以活动，其记忆力、判断力低下，考虑对居住环境进行安全性改建。

2. 中期 保护其自尊心与安全性，安装有助于帮助患者自助能力的扶手。

3. 重度期 考虑方便使用轮椅进行入浴和排泄的睡床。

老年性痴呆症患者居家照护的三个目标是什么？

1. 安心感的环境。

2. 安全的支援环境。

3. 给予活动机会的环境。

高龄者的卧室改建目标是什么？

高龄者的卧室不仅仅是睡眠的房间，还应当是宽敞的活动空间。为了让高龄者增龄后仍旧生活得多姿多彩，也应当具备一定的、可供各种活动的空间。包括可以进行有趣的活动、配备读书角和迷你小餐厅。千万不要将高龄者置于狭小的空间里进行养活。

1. 保证不使患者从睡床上摔落下来。

2. 预防患者总是起床。

3. 配备照护者的用床。

4. 及时处理大小便失禁。

5. 床面要使用防水材质。

怎样照护对医疗护理条件要求高的高龄者？

1. 具备静脉滴注以及使用管径医疗的设施设备。

2. 安置空气清新设备。

3. 为防止抑郁症的发生，装修时注意保证可以看见外界或庭院风景。

怎样改建老年性痴呆症患者使用的卧室？

1. 洗浴兼洗手间 当发生大、小便失禁的时候，为患者单人清洁非常方便。

2. 照护者（也可以供配偶、子女临时或初期居住）的房间。

3. 脚下放置一张一踏上就会报警的垫子。

4. 观察窗，可以全天观察患者状态，也可以对话。

5. 观察窗（夜间），可以供夜间观察患者的睡眠等其他状况；关闭时可以防止外界光线对患者睡眠的干扰。

6. 简易的拉门锁，为了防止患者发生徘徊现象，可以简单进行阻挡。

7. 地面建材，要选用患者发生大、小便失禁时可以方便清洁打扫并且可以清除臭味的材料，以坚固防滑、摔倒时可以缓冲的木制地板为宜。

怎样适合老年人的需求进行改建？

1. 如果便携式马桶放置在睡床旁边的话，不使用时最好将其"隐藏"在一个专用的小空间里；或是在通风窗户的下边制造安放便携式马桶的小空间，以挂帘简单遮挡，而且这扇窗户还起到了通风排除异味的作用。

2. 尽可能不使用尿不湿一类的生理护具 增龄后，一旦有了便意或者尿意，也许不能马上赶到卫生间。这样的话，最好从睡床起来就可以利用便携式马桶来及时解决。还有，家具的风格和样式，以及安装方便的扶手，都是有助于解决高龄者如厕的方法。

3. 消除出入口台阶差别的办法 当室内有各种各样和各处都存在台阶差别时，可以采用制造坡道的办法加以解决，而分隔条板在装修时就必须修建平整。

4. 在玄关的出入口，可以设置椅子或板凳，方便坐着穿脱鞋。

5. 卧室设置为拉门，但是不要出现拉门的滑动槽和台阶。

6. 将卧室与浴室、洗手间就近配置。

7. 原来是橱柜的地方，可以适当考虑改建成洗手间的位置。

8. 预先留好冰箱、空调和换气扇的插座。

9. 不可将高龄者的房间设置成封闭式，卧室的旁边应当就是家庭的起居室，拉门也要是开放式的设计，安放可以折叠的屏风。

10. 为了方便全家参与照护，应当设计成一室多用的样式。

11. 将高龄者的房间设计成与浴室相邻，方便照护高龄者的洗浴。

12. 考虑到照护者睡床的安置空间。

怎样使食事成为一件快乐的事情？

制作餐食、就餐和舒适地生活，占据了高龄者生活的重要方面，也是快乐生活的组成部分。在家事中，为了防止过早患上痴呆症，要尽可能地延长快乐。进食也是一种快乐方式，可使高龄者从内心感受到生活是快乐的。

1. 厨房

- 安全性——防滑的地板饰面；

- 安全的做餐器具；

- 操作良好的机械可以弥补感觉（视觉、听觉、温觉）功能低下；

- 突发事件时的有效处置对策和完备的防火机制；

- 功能性——施工改建容易；

- 配膳操作方便；

- 具有方便的开关和收纳的空间；

- 舒适性——明快的照明；

- 容易清洁。

2. 餐厅

- 安全性——与其他房间连接但是没有阶梯差；

- 防滑的地板饰面；

- 操作安全的方便的拉门；

- 安全的空调设备；

- 功能性——决定餐桌尺寸的原则：• 进食的方法 • 座位的姿势 • 有无轮椅；

- 舒适性——考虑快乐就餐和餐食制作的表演空间以及室内的环境；

- 要选择与身高适当的餐桌、餐椅；

- 轮椅的扶手，应当与餐桌平面一致；

- 宽大而明亮的窗户，可以四季、时时观赏到外面的风景；

- 配餐时不绕路，效率高，即厨房与餐厅近，不绕路；

- 日常使用食具距离餐桌近，便于寻找；

- 快乐就餐源于照明明亮，吊灯以餐桌为中心，各种饭菜均可以照得清清楚楚。

3. 餐桌高度的重要性

- 选择适合身材高度的桌椅；

- 轻便；

- 结实而且便于抓牢；

- 轮椅放在脚边，不与餐桌发生碰撞；

- 轮椅的扶手与餐桌的高度一致。

4. 餐厅地面材质的选择

- 容易打扫（木制）；

- 部分用地毯代替大理石地板；
- 适应轮椅活动的地面建材。

5. 居室

- 安全性——尽力消除与其他房间的阶梯差·安全的空调设备。
- 功能性——与其他房间相邻时的考虑·大型落地窗安装护杆及对视力低下者的便利性。
- 舒适性——心情好，餐食制作的表演空间。
- 考虑照明设备和家具的配置、色彩。
- 安全的空调设备。

不同风格的厨房设置的重点是怎样的？

1. 一个人做饭的情况下

- 站立做饭时，扶手安置在操作台一侧；
- 站立不动但是要转身90°时，就把厨房做成∟形；
- 一个人感觉孤单时，可以将餐桌摆放在靠近窗户可以看见窗外风景的地方。

2. 一个人过日子但几乎不做饭的情况下

- 不做饭的厨房可以尽量"迷你"，但是电烤炉是必要的；
- 常用的物品应当放在随时可以拿到的地方；
- 厨房与清洗处紧邻而方便；
- 房间之间应当消除台阶差。

3. 喜欢两个人一起做饭

- 两个人一边聊天一边做饭、吃饭，所以操作台兼餐桌是必不可少的；
- 应当考虑轮椅也会进入厨房做饭，注意适宜的高度；

- 应当安装洗碗机和干燥机；
- 操作台兼餐桌之间不要出现台阶差，必须平整，便于炊具可以随意滑动。

4. 家庭里除非患病才不得不做饭

- 由于要遵照低盐的饮食配餐供餐，所以要设置一个送餐的窗口；
- 由于其中一人患病，所以两个人就餐的餐桌要紧凑一点；
- 由于与卧室在一处，所以应当安装换气扇进行通风。

5. 每天做饭者是高龄者的情况下

做家务有时会发生意外事件，对高龄者来说也是重体力劳动。因此厨房的设置装修，应当重视它的功能性和合理性，要确保操作时的安全。

①如果是下肢功能受限者，站立的时间不宜太久，因为其恐怕难以长久支撑站立；

②如果身体的功能状态衰弱，家庭的打扫清洁就是非常困难的事情；

③由于手指的功能衰退，开关煤气和水龙头的精细动作就会非常困难；

④由于视力衰减，辨认设备上的文字说明书就变得困难；

⑤由于视觉或记忆力的衰退，当心使用者会忘记关闭煤气、电器，可能引发事故；

⑥由于皮肤的感觉迟钝，对温度的反应也会变得迟钝，注意会发生烫伤、烧伤；

⑦由于身体的不灵便，万一发生火灾等事故时，躲避的动作会变得延迟。

厨房里的功能性对策有哪些？

1. 水槽与操作台

- 如果是在双腿弯曲的状态下使用水槽，就要做出一个空间，使膝盖可以宽松地伸到水槽的下面，这样站立比较舒适。

• 要让橱柜下面的脚有站立的余地，安装较粗大的扶手可以稳定支撑；

• 如果患者和健康者都使用水槽的话，就要兼顾到两个人的生理特点设置厨房。也有人为了兼顾这种情况，便设置了整体式厨房用具，可以解决这种不便；

• 橱柜安置抽屉，放置炊具，方便配餐使用。

2. 希望尽快结束配餐的情况下

• 由于长时间地站立会感觉疲劳，采取坐式的操作更好；

• 操作台不够长的情况下，利用滑动餐桌进行弥补。

忘记关闭电及煤气时的对策有哪些？

• 要特别注意发生水灾、烧烫伤以及注意通风换气；

• 要安装智能感应温度并且随时可以依照开放时间和温度关闭阀门的煤气灶。在厨房的天花板安装自动感应灭火的喷淋设备，防止万一忘记关火而发生火灾的可能；

• 可以更换使用不用明火的电磁炉或电烤箱。

1. 安装定时熄灭或智能灭火装置。

2. 开关最好分成不同颜色，比文字说明要好辨认，并且一一注明。

• 安全功能；

• 安全燃烧点；

• 内燃式燃烧点；

• 防止油锅加热过度；

• 发生焦糊及感应灭火；

• 定时开关；

● 定时熄灭装置。

建议安装可智能感应温度并且随时可以依照开放时间和温度关闭阀门的煤气灶具。

厨房暖房的对策有哪些？

1. 足边有暖风或地暖装置，脚下的暖风安装在灶台的下方，防止做饭时双脚发凉发冷。

2. 地暖设备：最适合头凉脚热的方式。如果脚是暖和的，那么做饭配膳时心情就会愉悦；而且不是使用火暖，安全性也较高。

乘坐轮椅的患者做饭时的重点有哪些？

1. 设计减少绕路的路线。

2. 家庭的其他成员方便帮忙。

3. 不要使用过重的炊具，以免在移送时发生脱落。

4. 灶台的下方可以放进双膝。

乘坐轮椅做饭时灶台及厨房的设计重点有哪些？

1. 使用轮椅时要根据使用者的具体身材设计灶台及厨房。

2. 由于轮椅只能前后移动而不能左右移动，所以灶台的宽度要预留出轮椅在调整方位转动时的空间。另外，为了高龄者的操作方便，宜设计成在厨房转动范围最小的"L"或"]"字形的样式。

3. 由于可以活动的区域受限，灶台与收纳处的高度宜向里安排，并且将收纳处置于一眼就可以看到的地方。

起居室的作用有哪些？

居室是用来解决生活各个方面的事情、与家人在一起交流信息和相互照顾的场所，应当是出入方便、安全、舒适的环境。

1. 要能够与所有房间连接。这个居室应当与所有房间相连接，是整套房屋的中心，是用来和家人们团聚的地方。制造温馨的环境是重点。

2. 作为家人们相互交流信息的场所。

- 要有家庭氛围；
- 也可以是使来访的邻居和朋友们感觉轻松、见面交谈的场所；
- 也可以将大阳台结合在一起进行设置。

3. 与室外连接的功能

- 位置应当在采光、日照以及通风良好的南侧，如果是一层也应当面向庭院；
- 应当采用两扇窗户，一扇窗户朝阳台，另一扇窗户朝庭院，同时还要用来作预防突发事件的避难场所而与阳台无障碍通行进行设置。

起居室的设计要注意哪些？

1. 营造心情舒畅、快乐的场所

将日常生活的家庭环境进行整备，可以减轻高龄者身体和精神上的痛苦，有益于患者的治愈。从这个意义上讲，应当尽可能地营造适合高龄者生活环境的氛围。所以和家人们可以常常见面的起居室的作用就显得非常重要了。

2. 设置与制作

- 有益于活动的设计规划；
- 无妨碍步行、活动的室内格局设置；
- 舒适的空调设置；
- 容易开关的窗户与房门；
- 有利于健康的无公害建材；

- 方便使用并且安全的电气设备；
- 防灾防火的设施设置；
- 适合各种活动的设施；
- 方便使用的收纳处和家伙什。

3. 为了让生活温馨舒适

- 枯燥无味的空间环境会给高龄者的健康带来负面的心理影响，应当给高龄者配上适宜的色彩和灯光。有益于心身健康的色彩和光线，会使人居住在这样的环境感到心情愉悦。

- 为了维护高龄者的身心健康，每天充满活力地生活，适当的刺激是非常重要的。趣味和欢乐的场所，人与人愉快地交流，应当注意改善高龄者的手指、视觉以及听觉的功能。

高龄者的移动要注意哪些？

高龄者的身体功能与注意力是随着年龄增长而下降的，有时候会被门槛绊倒，有时候会从台阶上摔下来，这些都是在室内容易发生的事故。为了防止伴随着活动发生这些不幸，就有必要使用辅助工具。通过自力可以完成日常的生活事宜，也就扩大了生活的范围。在需要照护的情况下，会使得生活更加安全和舒适。

1. 停车场　从停车的地方回到玄关，考虑到下雨的情况，就要在玄关处搭建遮雨棚。注意它的高度因车型不同而不同。

2. 防范的考虑　使用轮椅的情况下，遇到下雨的时候要在建筑物的下面避雨。有条件的话，应当在建筑物四周留出避雨的空间，通常以 90 厘米为宜。同时不要忘记在四周安装照明的灯具。

3. 地板饰面　不要使用因雨水容易滑倒的材质，而是使用防滑的材质。

4. 排水沟 任何地方都不要出现阶梯差，而且排水沟隔栅要制成小于轮椅前部的小车轮和手杖的尖端部容易陷进去的宽度。

- 排水沟的隔栅横条之间的间隙不小于1.5厘米；
- 排水沟隔栅横向铺设。

5. 停车位到玄关的过道

- 全部要铺装防滑的地板饰材；
- 排水沟的隔栅不能有台阶差。

6. 占地与建筑物的高度差 从马路上到玄关会产生高度差。修建缓慢升高的坡道还是台阶，要根据居住者的情况而定。

7. 坡道 坡度宜缓慢升高，短的距离以1/12为宜（手动的轮椅坡度更要大，以1/15为宜）。坡度越长越要缓慢升高。坡道的两侧铺就路边阻石，以防止从坡道上滑落。

8. 长扶手 如果可能的话，可以在坡道的两旁修建长扶手。单侧麻痹者，在下坡时可以使用健侧牢牢抓住扶手。发生的高度要适合使用者的身高和身体患病的情况。

9. 照明 最好使用感应开关式的照明灯具。台阶要安装脚边灯。如果有院子，照明也要兼顾到脚边（人感应灯的照明）。

10. 进入玄关 乘坐轮椅出入的话，玄关的宽度至少180厘米，进深应当在120厘米以上。

房门最好改装成日式拉门，不占空间，轮椅转换方便。门宽最好75厘米以上，80厘米以上更好。房间之间的门栏一定要平坦，不要出现台阶差。如果安装自动关门式，一定要制定成缓慢关闭式。门上的把手应当安装较大型容易把握的形式。

11. 扶手 在进房间的穿脱鞋的位置安装竖式的扶手，以防穿（脱）鞋时摔倒。扶手的形状为圆形，直径为2.8～3.5厘米，这个直径容易把握。

门口处低矮的杂物收纳柜也可以作为扶手或身体支撑的替代物。扶手等替代物的安置、摆放方向和高度，要依据使用者的具体情况而定。

12. 收纳处

• 包括手杖、轮椅以及外出时都要用到的辅助工具，都要一并设计好存放的位置。低矮（高度为 75 厘米左右）的杂物收纳箱可以在玄关行动时手扶一下，用以支撑身体；

• 设置长凳。在玄关处可以设置一张高度为 40 厘米的长凳，坐着穿（脱）鞋安全、方便、不累。折叠式或嵌入式（固定）都可以。

13. 照明　安装的照明灯具应当是无影并且可以将玄关处（包括玄关门的钥匙孔）全部照到为宜，而且以人体感应为好。

走廊的设计要注意哪些？

现在家人可能年轻，充满活力，但是也应当为老年做好准备。比如家里安装扶手、准备轮椅的位置等。特别是如果有条件，在购房时大门等处应当预设一定的尺寸（空间）。走廊也要避免是弯曲的。

1. 有效宽度

①走廊最好在 85 厘米以上（安装扶手的话就要保证在 78 厘米以上）。如果遇到转角还要进行切角处理；

②使用轮椅的情况下，宽度还要设置使用宽幅的木地板或防护壁板。

2. 装饰材料　走廊上的装饰材料及风格应当延续室内为好。但是步行者与乘坐轮椅者所接触的材料肯定不同，应当慎重选择。

3. 扶手

①房间在装修时，预先留出安装扶手的位置；

②扶手应当做到连续性，高度基本以使用者的大腿根部为基准。但是

依据使用者患病不同而有所不同，大体上在 60~90 厘米的高度。

4. 照明

①走廊的光照应当与房间里的照度大致相当。但是在拐弯处、有台阶的地方以及卫生间，应当安装脚底灯。任何一处的电源还可以设置成 2 档~多档的亮度，或者设置成人体感应式的灯源开关；

②脚底灯，使用 2 盏灯以上，3 档开关，照明均一；

③如果白天有自然光线射入，就更理想了。

5. 走廊的拐角　拐角要进行倒角处理，防止被房角的尖锐处碰伤。

怎样选择高龄者的辅助工具？

1. 选择合适轮椅的方法

- 轮椅的座位面积要大于使用者的臀部边缘 5 厘米；

- 椅背的高度等同于肩胛骨上缘水平高度；

- 使用者自然弯曲肘部时的位置就是轮椅扶手的；

- 轮椅座位的高度等于使用者膝部以下的长度；

- 椅背稍稍向外倾斜；

- 可折叠式脚踏板。

2. 选择适合疾病状态的手杖

- 移步之前肘部可以轻松弯曲；

- 握住的位置正好与大腿骨平行；

- 有腕力的人：T 形手杖或滑板样手杖；

- 握力较弱的人：传统手杖或越野式手杖；

- 步行不稳的人：三脚手杖或四脚手杖。

四、 急救篇

什么是应对紧急事态时的原则？

当被照护者的容颜或表情发生变化时，照护者要善于及时察觉，并且寻求适当的方法进行处理。所以要具备拨打急救电话、使用急救设备（如AED——自动体外除颤器）等相关知识及其能力，冷静处理。

发生紧急事态时的基本对策和观察重点是什么？

当被照护者出现紧急的、异常的表情或容颜时，会及时进行判断，是对照护者最为重要的要求。以下各种观察要点，可以帮助照护者判断被照护者基本的紧急事态的原因。

1. 呼唤被照护者有无反应？确认被照护者有无发音、点头，有无握力，是否可以睁开眼睛。

2. 呼吸如何？是不是正常的呼吸模式？

3. 脸色什么样？血压升高时脸色红赤，如果发绀或青紫一般为供血不好。

4. 各个生命体征怎样？确认呼吸的次数与状态（即脉搏、血压、呼吸、体温）以及测量心跳次数、体温、血压。

5. 有无外伤？确认头部与身体的外伤、磕碰、骨折。

6. 有无出血？如果有出血要立即止血。

7. 有无恶心、呕吐？如果被照护者是瘫痪者，要摆成右侧卧位，这样方便吐出。

8. 有无恶寒、出冷汗？如果是患有糖尿病的被照护者，要确认其进食时间和进食量。

9. 有无震颤？

10. 有无痉挛？注意观察是怎样的痉挛？

11. 有无麻痹？麻痹的部位与状态（没有力量、无法动弹）。

12. 如果是药物中毒的情况下，为了防止药物向肠道流动，宜向左侧卧位。

平时都应当观察、了解高龄者的哪些体征？

为了尽快获知被照护者发生了紧急事件，最重要的就是学会观察通常所说的生命体征数据，即脉搏、血压、呼吸、体温以及脸色、表情、动作等表现。只有平时注意到了被照护者的一切状态，才不会在突发状况时手忙脚乱。

为什么确保安全最为重要？

如果被照护者突然倒地，最担心的就是对身体的冲击。

如果是在厨房，最担心的就是身体触碰上煤气灶台，尤其是正在燃烧着的灶台。而在冬季，更换衣服的场所和厕所也是最为担心的地方。

在确认了是在什么样的场所、处于什么样的状态发生了紧急事件后，照护者就要迅速判断是否为了确保被照护者的安全而将其转移到安全的地方。

确保哪些将可能会避免发生次生灾害事件？

同样重要的还有确保被照护者的呼吸道通畅。因为如果呼吸停止了，那么对于大脑、心脏的供养便全部中断了，全身的细胞便停止了活动而直接死亡。所以确保身体的安全和确保呼吸道的通畅最为重要，无论如何都是必须首先处理和解决的。

呼叫救护车时应当注意什么？

在需要立即呼叫救护车的情况下，切记不要惊慌，先做深呼吸，使自己的心绪稳定下来，然后再呼叫救护车。

1. 拨打急救电话之前 首先要将被照护者的年龄、性别、住址、电话、症状、既往史等信息准备好；同时要按照对方的要求做好相应的准备，将被照护者的发病地点准确地告诉对方。

2. 急救电话

①由于手机会因场所的原因难以接通，所以尽可能用座机拨打；

②在现场随时会接到救护员的指示，所以一旦需要离开现场，必须携带手机。

3. 传达被照护者的状态

①将被照护者的年龄、性别、住址、电话、具体症状准确地传达给救护员；

②照护者在救护车到来之前，要随时接听救护员的指示。

4. 救护车到来之前

①当没有呼吸的情况下，要进行心肺复苏术；

②如果有急救设备（如 AED——自动体外除颤器），就要紧急使用；

③迅速与被照护者的家人联系；

④准备好医疗保障卡和平时的用药资料等。

5. 救护车到达后

①立即向救护人员如实陈述被照护者的状态与进行抢救的措施；

②如果被照护者的家人没有到来，必要时照护者要随同救护车前往医院。

救护车已经到达而被照护者的家人还没有赶到怎么办？

如果救护车已经到达了而被照护者的家人还没有赶到，照护者有必要随救护车前往医院。在这种情况下，照护者一定要与自己就职的单位联系；同时也要准备好被照护者的医疗保障卡和平时的用药资料等随身携带。

什么是自动体外除颤器？

所谓的自动体外除颤器即是当发生紧急情况的时候，对于呼吸、心跳已经停止的人进行初步的生命救助活动的设备。这种简称 AED 的设备，可以用于人工呼吸和心肺复苏。

实践证明 AED 对心肺复苏有着良好的作用。原来的胸骨压迫也可以完成心肺复苏，但是其危害就在于手法不济会造成胸骨骨折，造成二次伤害。

如果心脏骤停不超过一分钟就得到救治，就可以降低 7% ~ 10% 的死亡率。所以如果在救护车到来之前被照护者得到了 AED 心肺复苏的救护，可以大大改善被照护者的生存概率。因此照护者学习并且掌握、正确使用 AED 是非常重要的。

对突然倒地或没有反应的人的救护措施是什么？

无论是在家中还是在养老院，对突然倒地并且没有任何反应和意识的人，应当按照以下流程进行心肺复苏。

1. 首先确认周边安全，如果处于危险的场所，就必须马上转移到安全地带。如果发现有大出血，必须先行止血。

2. 确认有无反应，用拍肩膀的方法，观察被照护者对呼唤有无反应。

3. 如果没有反应，便要加大声音呼唤，并且同时呼叫救援。

4. 拨打急救电话120，同时准备AED（可以在附近寻找）。

5. 确认呼吸的情况，主要是观察呼吸的状态。如果没有呼吸，就要立即开展心肺复苏。

6. 心肺复苏的手法是压下胸骨（肋骨）5厘米左右，持续100～120次/分钟，尽可能中间不停歇。

7. 确保呼吸道的通畅，心肺复苏如果有所见效，就再进行2次。之后就按照按压胸骨30次、再进行人工呼吸2次的频率，反复操作2遍。

注意：做两遍人工呼吸可以停止一下，但是心肺复苏（按压胸骨）不可以停止。

8. 如果AED到了，就立即改用AED进行救护。

9. 要按照AED的响声，持续心肺复苏的胸骨按压。要注意，心肺复苏的胸骨按压强度和速度不变。

什么是确保突然倒地的人的安全方法？

如果遇有突然倒地的人，照护者应当观察周围的情况，不可以慌乱，确保倒地者不会受到二次伤害。但是靠近倒地者的时候，要特别注意周围的安全状态，例如有无车辆的通过或有无上方的落石、落物等的坠落。

1. 注意观察倒地场所的地面和室外情况。

2. 迅速将毛巾、衣服铺垫在倒地者的头部和身体的下方，并且检查全身有无外伤。

3. 如果倒地者有发热及恶寒症状，用毛巾被、床单或衣物把倒地者包裹起来。

4. 周围有散落物的情况下，尽可能搬开，以方便救护人员靠近倒地者

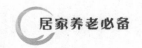

进行救护。

5. 如果是中暑的情况下，立即搬至凉爽的地方，并且在倒地者的腋下、大腿根部、头颈部进行冷却处理。

怎样观察和处置突然倒地的人的呼吸？

采用以下方法确认有无呼吸，如果没有发现呼吸的动作，立即开展心肺复苏。

1. 倒地者的胸部有无上下的呼吸动作？

2. 贴近倒地者的口唇，感觉有无气息出现？

3. 如果倒地者存有呼吸，还要进一步观察其呼吸状态是什么样的。

● 是不是像鱼儿张嘴一张一合地喘气呼吸一样？这一般就是濒死的呼吸状态。此时应当立即进行心肺复苏；

● 倒地者出现痰阻样呼吸，即临床上所说的"哮鸣音"，将倒地者全身翻转成侧身状，轻轻拍扣背部，促进口中痰液的排出。有条件时，照护者可以采用吸痰器进行救护。

4. 如果是心脏病发作倒地，仰卧位对倒地者是非常痛苦的姿势，照护者应当扶起被照护者，使其呈半卧位的状态。

5. 同时要使倒地者呈恢复体位，恢复体位就是指被照护者呈侧卧位，下颌略向前突出，确保呼吸道的通畅，上侧的手臂垫在下颌的下方，使其感到安稳。另外，上侧大腿的膝部呈90°屈曲姿势，可以使被照护者感到安心。

各种呼吸的样式与疾病是什么关系？

一定要注意以下呼吸状态。

1. 鼻翼扇动式呼吸　鼻孔扩张、呼吸困难而努力呼吸状，是重度呼吸功能不全的表现。

2. 下颌呼吸状（哮喘式呼吸） 被照护者呼吸时口与下颌呈一张一合式呼吸状，提示为濒死前和重度呼吸功能不全。

3. 凹陷式呼吸 吸气时胸骨和肋间下陷，提示上呼吸道梗阻。

4. 间断式呼吸 反复出现无呼吸与突然增大呼吸交替的呼吸样式，提示出现了脑出血、尿毒症和重度心功能不全等。

怎样确保呼吸道安全？

倒地者出现舌根内陷或存有异物阻塞，形成呼吸道阻塞，必须及时处置。将被照护者的下巴尽量向上抬起，这样可以使呼吸道最大程度打开。

1. 头部向后抬起法 将被照护者的头部向后仰抬起，呈角弓反张状。这时要防止舌根后陷，阻塞呼吸道。但是如果遇到有颈椎受伤的情况，不得使用这个方法。

2. 下颌上推法（原则应当由专业人员或照护者操作） 照护者将双手按扶住被照护者双侧的脸颊，使之轻轻向后呈仰面状。由于这样的手法不过于角弓反张，所以如果是颈椎受伤也可以使用。

怎样实施胸骨压迫法（心肺复苏术）？

心脏一旦停止跳动，全身的血液循环也将停止，就会出现身体一动不动、意识丧失、双侧瞳孔扩大等症状。提示：会因为呼吸停止、大脑缺氧导致脑细胞死亡。

1. 立即采取仰卧位，保持呼吸道的通畅：倒地者出现舌根内陷或存有异物阻塞，形成呼吸道阻塞，必须及时处置。将被照护者的下巴尽量向上抬起，这样可以使呼吸道最大程度打开，解开被照护者脖子周围的衣扣或拉链。

2. 双手重叠，压在胸骨上方，两手臂垂直，加上自身的重量，将胸骨向下压迫深约 5 厘米，以同样的强度、速度反复进行。

3. 按压胸骨的频率为每分钟 100～120 次，每次抬起的手，也不要离开被照护者的胸部。

4. 救护车到来之前，要按照按压胸骨 30 次、再进行人工呼吸 2 次的频率，反复操作两遍。

5. 按压胸骨不可以停顿，但是可以由其他人进行替换。注意强度、速度以及不停顿，这一点是非常重要的。

什么是 AED？

AED 是一般指自动体外除颤器，是一种便携式的医疗设备，它可以诊断特定的心律失常，并且给予电击除颤，是可被非专业人员使用的用于抢救心源性猝死被照护者的医疗设备。

AED 又称自动体外电击器、自动电击器、自动除颤器、心脏除颤器及傻瓜电击器等。

AED 便携、易于操作，稍加培训即能熟练使用，是专为现场急救设计的急救设备。从某种意义上讲，AED 不仅是种急救设备，更是一种急救新观念，一种由现场目击者最早进行有效急救的观念。它有别于传统除颤器，可以经内置电脑分析和确定发病者是否需要予以电除颤。

除颤过程中，AED 的语音提示和屏幕显示使操作更为简便易行。自动体外除颤器对多数人来说，只需几小时的培训便能操作。美国心脏病协会（AHA）认为，学用 AED 比学心肺复苏（CPR）更为简单。

虽然 AED 的使用十分便捷，但是目前国内配置的 AED 尚不允许未受训练的非专业人员使用。

AED 可以设置在许多的公共场所，如医院、车站、学校、机场、办公场所等处。

怎样使用 AED？

1. 将心脏停止跳动的患者仰卧位，再把 AED 放在其身边，通上电源，但是在准备除颤的时候，依然还要持续进行心肺复苏术。

2. AED 发出响声后，解开仰卧位者的衣物。

3. 确保被照护者的胸部干燥、无遮挡，再贴电极片，使电极片充分地接触到皮肤即可；这个时候，要卸除被照护者身上一切金属物件。如果身体处于潮湿状态，应当擦干。电极片的位置如果贴有胶布、橡皮膏等，也要清除干净。

4. 贴好电极片后，要让周围的人离开，然后准备按照 AED 的提示音操作。

5. 照护者确认贴好了电极片而且周围的人与物已经离开，再按下 AED 的按钮。

6. 电流接通后，就贴着电极片，继续进行心肺复苏术。

7. AED 于 2 分钟后读出心电图数据，然后按照 AED 的提示进行操作。

8. 救护车到来之前，要继续按照 AED 的提示进行操作。即从 6 到 8 持续、反复进行。一般这种情况下患者就会慢慢地恢复了自主呼吸，然后就可以恢复到恢复体位，等待救护车的到来。但是这时候也不要揭下电极片和中断电源。

一般来说，AED 在没有必要的时候不会接通着电源。初次接触的普通人也可以很快掌握操作要领。但是作为照护者必须接受专业培训，这是非常必要的。

什么是恢复体位？

恢复体位就是指被照护者呈侧卧位，下颌略向前突出，确保呼吸道的通畅，上侧的手臂垫在下颌的下方，使其感到安稳。另外，上侧大腿的膝部呈 90°屈曲姿势，可以使被照护者感到安心。

怎样去除气管里的异物？

高龄者由于不太擅长进食一些饼或比较硬的食物，所以容易发生误入气管的事件。气管里不可以进去异物，否则会窒息而死。下面的方法可以尽快从气管里去除异物。

1. 用手指抠取　如果异物就在口中并且可以看得见，可以让患者的上半身向前倾斜，打开患者的嘴，用手把异物取出来。但是严禁使用筷子一类的棍状工具伸进嘴里撬取，这样最容易伤及口腔！

2. 用吸引器吸取　如果异物就在口中并且可以看得见，可以让患者的上半身向前倾斜，打开患者的嘴，用吸引器把异物取出来。

3. 后背拍打法　让被照护者站立起来，弯下腰，头部低于胸部的姿势，然后用手掌的根部拍击被照护者的后背左右肩胛骨的中央部位。

4. 海姆立克法　照护者站在被照护者的后背，双手握拳放置于被照护者肚脐以下的部位，然后突然向被照护者的后上方用力。

什么是出现各种状态和症状时的处理原则？

当被照护者出现意识和呼吸异常的时候，诉说身体的各种不适时，或出现了各种事故事态时，应当首先做什么？观察到的异常非常重要。

1. 意识的变化　丧失意识时，没有呼吸→呼叫救护车；有呼吸→呼叫救护车。

2. 意识障碍　伴有其他症状或虽有意识，但是混乱或模糊，均要迅速联系医生。

注意：其他症状是指被照护者的眼神及有无呕吐、大小便失禁、痉挛、瘫痪、手足麻痹、出冷汗或发热等症状。

同时一定要确认以下这几点。

1. 呼叫被照护者的姓名有无反应？意识水平是什么状态？

2. 有无呼吸？

3. 脉搏、血压、体温等生命体征有无变化？

4. 有没有出现手足痉挛、抽搐、麻痹、呕吐、大小便失禁的症状？

5. 眼球的转动和瞳孔的大小有无变化？

6. 有没有因外伤导致的出血？

怀疑中暑的情况下怎么办？

怀疑中暑的情况下，要立即呼叫救护车，并且马上准备 AED 进行抢救。

1. 迅速转移到凉爽的地方，并且降低体温。

2. 如果可能，尽快补充水分和盐分。

3. 解开衣服，尽量抬高双脚平卧。

4. 对全身，首先是双手臂、然后双腿、再躯干，进行按摩。

什么是判断被照护者意识水平的 JCS 法？

判断被照护者意识水平的 JCS 法

意识等级	意识状态	分值	刺激反应
Ⅲ	接受刺激也不清醒	300	对疼痛没有反应
		200	接受刺激，手足有轻微的反应，出现皱眉
		100	可以出现讨厌刺激的动作
Ⅱ	刺激后就会清醒	30	刺激加上呼唤可以睁开眼睛
		20	大声呼唤加摇晃身体会睁开眼睛
		10	一般的呼唤就可以睁开眼睛
Ⅰ	觉醒的状态	3	不能说出自己的姓名和出生年月
		2	对方位的意识障碍
		1	什么都不清楚

怎样确认被照护者的意识水平？

被照护者发生意识障碍的时候，最简单的方法就是测定被照护者的意识水平，通过 JCS 法来对被照护者进行判断。由于被照护者已经陷入了昏迷状态，在Ⅲ的情况下，是属于昏睡状态，所以要首先尽快呼叫救护车。在Ⅱ的状态下，为了查找被照护者是否还伴有症状和病因，应当立即呼叫医生。但是在老年性痴呆症的状态下，很难将半昏睡状态和混沌状态区分开来，所以也得请医生来进行判断。

确认的方法：①轻轻拍被照护者的肩膀，大声呼唤被照护者的姓名；②抻拉被照护者的手足进行刺激，活用示指的第二关节按压呼吸的胸骨（高龄者注意防止骨折），进行刺激。

什么是呼吸困难及其原因？

1. 被照护者的口腔或气管，是不是有异物被阻塞了？

2. 被照护者有没有同时产生剧烈的胸痛、出冷汗、恶心、呕吐、发热等症状？

3. 被照护者的脉搏正常吗？有没有出现呼吸紊乱等生命体征的异常表现？

4. 能不能听到被照护者出现的异常呼吸音，有没有咳嗽、咳痰？

5. 被照护者的嘴唇和指甲有没有出现发绀现象？

呼吸的特征是什么？

正常的呼吸频率是每分钟 16 ~ 20 次。一次呼吸的置换量是大约500ml。呼吸困难就是"呼吸痛苦"主观的自觉症状。

呼吸异常及处置

呼吸异常的类型	呼吸症状	呼吸异常的处置
呼吸次数的异常	无呼吸	10 秒以上的无呼吸状态。迅速呼叫救护车，紧急处置
	呼吸缓慢	每分钟低于 12 次的呼吸次数，如果低于每分钟 5 次，就必须马上做人工呼吸
	快速呼吸	每分钟超过 25 次的呼吸次数，如果超过每分钟 40 次，就必须马上做人工呼吸
呼吸状态的异常	鼻翼呼吸	需要更多的空气吸入的状态，呼吸时必须扩张鼻翼以吸入更多的空气。高度怀疑气胸、肺炎、支气管炎等
	异常呼吸	吸气时上半身身体出现凹陷，呼气时上半身出现肿胀。胸部外伤时常见
	三凹征（吸气性三凹征）	吸气时锁骨上窝、胸骨的上下窝以及肋间隙出现明显的凹陷。上呼吸道发生闭锁时出现
	半卧位呼吸	由于平卧时呼吸困难，采取半卧位就会大大改善。多见于哮喘发作和心脏功能不全

呼吸困难时怎样紧急处置？

1. 松解衣服，按摩被照护者的后背，让被照护者躺成舒适的体位。

2. 和被照护者说着话，使其情绪稳定下来。

3. 如果发现被照护者的呼吸道里存有堵塞的异物，尽可能取出。

4. 在意识状态混乱、无呼吸的状态时，迅速呼叫救护车，必要时进行心肺复苏术。

什么是过度换气综合征？

过度换气综合征是指过重的精神压力引发的一组心因性症状。疾病发作时，会有呼吸急促的表现，严重的时候还会出现意识混浊、不清醒。绝大多数都不会发展到十分严重的地步，没有生命危险。但是老年人可能会诱发心绞痛。

发作的时候，可以拿一个大型购物袋，让被照护者对着口袋，把呼出去的气体再吸入进来，这叫作"二氧化碳回收法"。另外由于这是心因性疾病，所以照护者不停地摩擦被照护者的后背，说一些安抚被照护者的话，也是很有效果的。

怎样判断头痛？

是否伴有其他症状，例如恶心、呕吐、发热、眼睛疼痛、意识逐渐淡漠、语言含糊、手足麻木麻痹、步履蹒跚、无法直行等。

1. 意识是否清晰？

2. 是否和一般的头痛不同？

3. 是激烈的头痛？还是突然的头痛？

4. 有没有视物双重影像？或是视物不清？

5. 是不是伴有瘫痪、麻木、痉挛？

6. 有无意识？有没有谵语？

7. 是否语言含糊、不再说话了？

8. 有没有恶心、呕吐、眩晕等症状的出现？

头痛时的紧急处置是什么？

1. 松解衣服，不要让被照护者动弹，同时让其躺下。如果有呕吐的情况下，要侧卧位。

2. 确认被照护者有无呕吐、麻痹、意识障碍、语言障碍等头痛以外的症状出现。

3. 如果被照护者出现了大、小便失禁，也不要搬动和替其更换衣服。

4. 如果被照护者出现了麻痹，将患侧向上。

不同疾病的头痛特征以及其他症状是什么？

不同疾病的头痛特征以及其他症状

疾病名称	头痛的特征	头痛以外的症状
蛛网膜下隙出血	如同被重物打击后的剧烈头痛	意识障碍、呕吐
脑梗死、脑内出血	头痛沉重（也有不出现头痛的情况）	单侧麻痹、语言障碍、恶心
脑脓肿	绞痛	意识障碍、视觉与听觉异常、麻痹、恶心
脑膜炎	伴有头痛，从后头部至颈部僵硬（颈项强直）	发热、恶心
慢性硬膜下血肿	颈部外伤后，经过 1 ~ 3 个月发生的头痛	意识障碍、突然失忆、恶心
偏头痛	随着脉搏跳动而跳动的头痛	眼睛疼、恶心
血管紧张性头痛	从后头部至颈部僵硬，持续地发生绞痛	眩晕、恶心
群发性头痛	定期地头痛发作，发作时天旋地转，持续 1 ~ 2 个小时	眼睛充血、流鼻涕

怎样判断胸痛？

1. 意识是否清晰？

2. 具体是怎样的胸痛（例如是针刺样疼痛还是绞痛）？

3. 是否伴有呼吸困难和口唇发绀？

4. 有没有既往心脏病史？

5. 是否突然发生的胸痛？持续胸痛时是怎样的疼痛？

6. 胸部的哪个部位疼痛？

7. 有没有发热、呕吐等胸痛以外的症状出现？

不同疾病的胸痛特征和其他症状是什么？

作为不同病因引发的各种疾病，胸痛的方式和伴随的其他症状是不一样的。

不同疾病的胸痛特征和其他症状

疾病名称	疼痛的特征·伴随的症状
肋间神经痛	蜷缩身体，一作出伸展身体的动作就会诱发疼痛
心脏神经官能症	白天精神压力大和夜间安静状态时发作，按压胸部时疼痛加剧
肋骨骨折	多次咳嗽后迅速产生胸痛，呼吸时疼痛加剧
心肌炎	患感冒或流感数日后产生胸痛，同时会伴有气急气喘、全身倦怠
心内膜炎	像被利刃切割一样的疼痛，并且向颈部以及背部扩散
心肌梗死	伴有突然出冷汗、恶心的疼痛，持续达 15 分钟以上
心绞痛	胸部绞痛，持续数分钟
胸腔的大动脉瘤	不仅胸痛，而且颈部到腰部直至手足也有激烈的疼痛
气胸	激烈的疼痛，伴有呼吸困难和咳嗽

胸痛时的紧急处置是怎样的？

1. 松解衣服，让被照护者采用自己认为舒适的体位。

2. 没有了意识和呼吸的情况下，使用心肺复苏术和 AED 救护。

3. 如果被照护者患有心绞痛，尽快口服硝酸甘油并且立即联系心内科医生。

如果胸痛的原因是心肌梗死或心绞痛，第一发现者迅速紧急救治是挽救生命的关键！如果被照护者既往患有心脏疾病，要即刻对症处理，口服硝酸甘油或速效救心丸等，并且立即通知医生或呼叫救护车。

怎样使用硝酸甘油？

当被照护者胸痛并且伴有心绞痛的既往史时，必须首先给被照护者舌下含服硝酸甘油片。注意不可以吞服，必须在舌下含化。含药之时，口腔内保证清洁，首先喝下一口水，再将硝酸甘油放置在舌下。发作时含放一片，如果无效，就间隔2～3分钟再含放一片。但是如果含服了3次不缓解并且一日内数次发作，就必须立即上医院就诊或呼叫救护车。

怎样判断腹痛？

作为照护者，如果一时无法确诊腹痛的原因，先给予被照护者的腹部以温暖的保护，可以起到一定的缓解作用。

应当注意的其他症状为：恶心、呕吐、腹泻、发热、口臭、出冷汗、吐血、便血、恶寒、战栗、血尿、排尿痛、心悸等；同时要辨认：①意识是否清晰？②脸色及表情有无变化？③有无特异性口臭？④呕吐的情况下，呕吐物里有无混有血液（块）？⑤从记录上看，有无便秘、腹泻或排尿障碍？⑥具体是腹部的哪个部位疼痛？

腹痛时怎样紧急处置？

1. 随着腹痛的加剧，被照护者的意识渐渐地昏迷，必须马上联系救护车。
2. 松解衣服，尽量采取缓解腹痛的姿势，即侧卧位或者仰卧位。
3. 如果被照护者有呕吐，注意不要让呕吐物堵塞食管或者呼吸道。

腹痛的部位与疾病、症状的关系是什么？

腹痛的发生原因有许多，原因不同，疼痛的部位也不同。轻症的情况下，这种腹痛只是一过性的，也有的会因为排便后缓解；但如果是重度腹痛，就需要内科医生和外科医生会诊，共同解决。

腹痛的部位与疾病、症状的关系

疼痛发生的部位	疾病名称	主要症状
上腹部中央（脐周围）	胃炎	钝痛，不快感
	胃溃疡	一般在饭后2~3个小时
	十二指肠溃疡	空腹时刺痛
由心肌梗死导致的腹部脐周围疼痛	肠道蛔虫症	进食生冷的食物发生的疼痛
	溃疡穿孔	类似突然发生的令人休克样的疼痛
右上腹的腹痛	胆石症·胆囊炎	刺痛、绞痛，伴有发热和黄疸
右下腹的腹痛	阑尾炎	突然的剧烈疼痛，伴有恶心、呕吐、发热
左侧或右侧的腹痛	肾结石·尿路结石	刺痛伴有血尿
全腹的疼痛	大肠炎	疼痛同时伴有腹泻
	肠梗阻	突然的剧痛，伴有恶心、呕吐、腹胀等
	急性广泛性腹膜炎	

怎样判断呕吐？

1. 意识是否清晰？

2. 除了头痛、腹痛、腹泻、发热，还有什么呕吐以外的症状？

3. 呕吐物中，是否混有血丝、血块？

4. 呼吸正常吗？

5. 呕吐之前，是否因摔倒等原因撞击或打击了头部？

6. 什么样的状态？呕吐了几次？

呕吐以外的症状以及病因和疾病的关系是什么？

一说到老年人呕吐的症状，就会让人马上想到是不是诸如病毒（能引起食物中毒和胃肠炎等疾病的细菌，曾叫小球形细菌）为代表的病毒以及细菌感染性疾病。此外，脑血管疾病、尿毒症等疾病重度时都会发生呕吐的症状，还会发生头痛、腹痛等呕吐以外的症状，所以一定要注意观察和区别。

呕吐以外的症状以及病因和疾病的关系

主要症状	疾病名称
头痛	脑梗死、脑出血、脑肿瘤、脑膜炎等
腹痛	肠梗阻、急性肠胃炎、胆石症、腹膜炎、尿路结石、便秘等
发热	腹膜炎、胆囊炎等
眩晕	梅尼埃病、中耳炎等
胸痛	心肌梗死等

呕吐时怎样进行紧急处置？

1. 松解衣服，采取右侧卧位的姿势。

2. 如果被照护者口中有呕吐物，注意不要让呕吐物堵塞食管或者呼吸道，应当设法取出来，并漱口清洁口腔。如果被照护者安装有义齿一定要取下来。

3. 准备脸盆，防止被照护者无法忍受时呕吐。

4. 恶臭的味道会引发被照护者的再次呕吐，一定要及时通风换气。

怎样正确处理呕吐物（病毒性呕吐物的情况下）？

1. 处理之前，必须戴好防护口罩、准备好塑料袋。

2. 呕吐物在干燥后，细菌和病毒容易散发，所以要尽快处理掉。

3. 使用一次性纸巾将呕吐物装进塑料袋里，并把塑料袋口扎牢。

4. 呕吐物污染了的地方，要按照消毒规程，使用消毒剂严格消毒。

5. 如果是在房间发生的呕吐，处理后必须开窗通风，操作者必须严格洗手及消毒。

怎样判断麻痹？

伴随麻痹出现的多种疾病，有的属于内科治疗，有的应当到整形外科去治疗。但是要特别注意的是，如果是由于脑出血或脑梗死导致的脑血管疾病，就必须马上呼叫救护车，到专科医院进行诊治。

如果麻痹的部位在颈部以上，出现左右麻痹，极有可能是发生了脑血管病！必须马上报告医生。

请确认以下几点：①有没有意识和呼吸？②能不能说话？是不是胡言乱语？③有没有说自己头晕、头痛、恶心？④身体的哪个部位麻痹了？⑤什么时间发现麻痹的？从发现开始，是不是逐渐加重了？⑥麻痹之前服用了什么药？

脑血管疾病造成的麻痹特征是什么？

当出现了一过性脑缺血的神经症状时，会过一会儿就又恢复正常了。这个时候不可麻痹大意，因为这样的症状常常会是脑梗死或心肌梗死的前兆！必须马上就诊！

1. 麻痹的症状是突然出现的。

2. 身体会出现左侧或右侧的单侧麻痹。

3. 如果是颈部以上的麻痹，被照护者的口鼻会出现明显的麻痹症状。

4. 此时手中的筷子或勺子会突然掉落。

5. 麻痹的被照护者接触任何物体时会犹如戴着手套样的感觉。

6. 往往会伴有头痛和呕吐。

怎样辨别发热？

1. 与平时相比，面色、食欲、精神等全身状态有无明显异常？

2. 有没有浅呼吸、哮鸣音等呼吸的异常表现？

3. 有没有腹痛、头痛等发热以外的症状？

4. 身体的哪个部位麻痹了？

5. 有没有包括血压在内的生命体征发生了明显变化？

为什么要重视高龄老年人的发热？

高龄老年人比起年轻人来说，一般很少发热了，就连患上肺炎这样的严重疾病都很少出现高热（临床上也称为无热性肺炎）。和平时相比，他们也就是低热，伴有没有精神和食欲、状态有些异常等症状。如果低热一直持续，就要引起重视了。

引起高龄老年人发热的原因，大多是脱水、尿路感染、肺炎、支气管炎等感染性疾病。除此之外，还有压疮和体温中枢调节功能低下引起的发热等。

什么是便血？

所谓便血，就是食管、胃、十二指肠以及小肠、大肠等消化器官的某个部位出血，但是从肛门排出血液，也有痔疮的原因，因此便血就分为了这两大类。如果出血量很大，就会引起贫血。所以对于便血不可轻视。

在出现便血时，要判断以下症状。

1. 意识是否清晰？

2. 小便的颜色及形状？

3. 腹部有无强烈的疼痛？

4. 呼吸等生命体征有无明显的变化？

5. 是否出现了出血性休克的征兆？

6. 是否因为出血出现了精神的不安定？

大便的性状不同与疾病是什么关系？

大便的性状和疾病的关系

大便的性状	特征	疾病名称
黑色便、柏油样	柏油样暗黑色大便	上消化道出血、十二指肠溃疡、小肠憩室炎等
黏血便	大便上附着鲜红的血液，或者排便时伴随出血、大便与血液相混	痔疮、大肠癌、大肠憩室炎、溃疡性大肠炎等

便血的原因与主要疾病是什么？

胃溃疡、大肠息肉、大肠癌、大肠或小肠的炎症、感染性肠炎、溃疡性大肠炎、克罗恩病（节段性回肠炎）等炎症性肠疾患、痔疮等。

跌落和摔倒后怎么办？

高龄老年人在发生摔倒、跌落的时候，常常会出现诉说受伤的部位不是很疼却已经发生了骨折。所以照护者要特别注意被照护者的头颈部有无伤情，同时要非常小心地将被照护者放置呈舒适体位，如果有呕吐的现象出现，就要采取侧卧位的姿势，注意防止呕吐物堵塞呼吸道。还要注意，有的老年人骨折的症状可以经过数日才会出现。

请确认以下几点：①摔倒的场所是什么样的？有无出血？②是否有呕吐或恶心？③头部摔到了吗？④出现头晕、站立不稳是不是因为服了药或有原发病？⑤脸色怎么样？是否出冷汗？⑥有无因摔到出现休克（血压下降）的症状？

发生出血时应当怎样应急处置？

1. 直接压迫止血法

要将出血的部位置于高于心脏的部位，然后取干净的绷带或毛巾覆盖在出血点，双手直接压迫在绷带或毛巾上。为了防止感染，照护者一定要戴上医用橡胶手套操作。

2. 间接压迫止血法

间接压迫止血法是指无法进行直接压迫止血的情况下的止血方法。如果直接压迫止血成功了就停止这种间接止血法。方法是用手指压迫离心脏最近的出血点。

3. 失去意识、没有了呼吸的情况下

直接进行心肺复苏术。

发生骨折的情况下怎样处置？

如果患者诉说受伤肿胀的局部非常疼痛并且伴有出冷汗，照护者用手触碰肿胀部位的时候患者说疼痛，就要高度怀疑发生了骨折。如果发现身体的这个部位因骨折已经变形，也不要随意恢复原状。

另外，高龄老年人平衡感差，也常常患有骨质疏松症，就算是看到被照护者只是摔了一下，也要考虑被照护者是否发生了骨折。

发生窒息怎么办？

若被照护者发生窒息，应立即进行以下几个方面的判断。

1. 有无意识（反应）？

2. 是否可以咳嗽？

3. 能够发出声音吗？

4. 口腔内是否有堵塞的异物？

5. 推动被照护者的颈部或喉部，有无挣脱的动作？

6. 面色、口唇有无出现紫色或发绀？

注意：咽下能力衰退导致的窒息，解决方法如下所述。

1. 年龄的增高导致被照护者的咽下能力大为降低，是造成高龄老年人发生窒息的最常见原因。特别是在进食时会因为食管的堵塞而造成呼吸道堵塞。

一旦食物堵塞了呼吸道，被照护者首先就会用力咳嗽，接着就会用自己的示指和中指去抠。如果此时被照护者有意识，就会用力咳嗽，有时候这样的动作也可以把呼吸道里的异物咳出来。

2. 被照护者渐渐瘫软、丧失反应，立即进行心肺复苏术。

3. 用吸尘器吸出口腔里异物的方法不可取！有的网站上有出售专用的喷嘴，在万不得已的情况下使用吸尘器安装上这种喷嘴可以将异物从口腔中吸出来。

发生窒息时的紧急处置方法有哪些？

1. 背部叩击法　用手掌叩击被照护者背部、肩胛骨部位，用力、快速、反复。

2. 手指抠出法　一只手打开被照护者的口腔，另外一只手裹上干净的绑带或脱脂棉，将口腔里的异物抠取出（可以看见口腔里的异物时）。

3. 海姆立克法（腹部向上冲击法）　照护者双手从被照护者背后绕到被照护者的腋下，再将双手紧握于被照护者肚脐的位置，然后向自己上方突然用力进行冲击。

注意：实施海姆立克法可能会对被照护者的内脏器官造成伤害，所以必须由专业的人员进行操作。

发生溺水怎么办？

首先请确认这几点！

1. 有无呼吸与意识？

2. 有没有疑似脑和心脏疾病发作的症状出现？

3. 在没有呼吸或呼吸非常痛苦的情况下，做到确保呼吸道的通畅了吗？

4. 疑似心脏停止跳动的情况下，做心肺复苏术或进行 AED 了吗？

5. 在有 AED 的情况下，是否准备好了操作？

注意：高龄老年人溺水多发生在浴池里。

所谓溺水，就是指呼吸道进水，造成了呼吸道堵塞，处于窒息的状态。高龄老年人的溺水，多发生在浴池内。大多是进到了浴池后，身体的情况突然发生了异常或者病情的恶化。

作为在浴池里发生的病情恶化，其中之一就是常见的血压波动。突然的水温变化，常常会导致血压的上升，于是脑出血的危险性就升高了。另外，上火和脱水症造成意识的消失、出入浴池时的突然滑倒、突然头晕造成的摔倒也是溺水发生的原因。

因此，照护者要掌控好更衣室和浴室的室温及池水的温度，不要让老年人长时间浸泡在水里，都是应当注意的要点。

发生溺水的紧急处置有哪些?

1. 要将被照护者的脸部露出水面。如果自己一个人很难出来的话，就要把浴池里的水排放到被照护者的腰部以下（全部排放掉后就会失去浮力，救护被照护者就会费力）。出了浴池后要被照护者侧卧位，确保其呼吸道的通畅和身体的温度。

2. 如果患者的口中还存有积水，应当让其侧卧位，以便口中的水液流出来。肺内进去少量的水液会自然吸收，所以不可强制地进行排水。

3. 确保呼吸道通畅，确认有无意识与呼吸。先在被照护者的耳边用普通的音量呼唤被照护者，如果没有反应再大声呼叫被照护者的名字等，确认有无意识。判断有无呼吸，可以仔细观察被照护者的胸部有无起伏；或者照护者把脸颊贴近被照护者的口唇，感觉有无气息流动。

4. 用毛巾被或大浴巾保住体温。

5. 心肺复苏术：疑似心肺功能停止的话，马上进行心肺复苏术，而且要在预防传染病的情况下进行口对口的人工呼吸。胸部按压要以按压 30 次＋口对口的人工呼吸 2 次的频率进行。如果被照护者的意识恢复了便可以停止（如果救护车到达了，必须向救护人员报告抢救过程）。

注意：使用 AED 抢救的情况下，必须先用毛巾将被照护者的身体擦干，再贴附电极板！

发生烧烫伤怎么办？

轻度：患部发红并出现针刺一样的疼痛。

重度：出现了水疱，表面呈现白色的硬痂。

但是身体的特殊部位（面部、呼吸道、阴部）受伤或化学品的烧烫伤，应马上呼叫救护车！

首先要确认这几点！

1. 烧烫伤的部位起水疱了吗？

2. 疼痛严重吗？

3. 烧烫伤的面积是不是大于被照护者手掌面积的 10 倍以上？

4. 不仅是身体的表面，而且身体的内部（如呼吸道等）是否也被烧烫伤了？

5. 有没有被低温烫伤的可能？

烧烫伤的程度与面积怎么计算？

对于高龄老年人来说，如果烧烫伤的体表面积大于 10%～15%，就会造成生命危险。

烧烫伤的面积是以被照护者本人的手掌大小来计算的。一个人的手掌面积相当于本人 10% 的体表面积。如果烧烫伤达到一个人手掌的面积，尽管是Ⅰ度烧烫伤也要迅速呼叫救护车！

如果是低温烫伤，尽管看上去很轻微，也不可以自己下判断，必须马上联系医生。

发生烧烫伤怎样处置？

1. 必须遵从医生的指示进行处置，不可以凭自己的判断为伤面涂抹药物。

2. 局部降温、冷却（手足烧烫伤以及受伤部位小的情况下），使用水龙头或淋浴等柔和地冲洗，达到降温、缓解疼痛的目的。注意不要直接冲洗烧烫伤的部位。

在救护车到来之前的处理措施如下所述。

1. 给患部降温、冷却，患部（面部以及背部等较大面积烧烫伤的情况下）不要过度降低体温（10 分钟左右即可）。

2. 给全身保温，将被照护者的烧烫伤部位放置毛巾。

3. 烧烫伤附有衣服时，不要强行脱去衣服，只需在患部敷以消毒的纱布或清洁的毛巾轻轻地覆盖即可，然后用淋浴喷洒，以防二次受伤。

4. 患部敷以消毒纱布，患部形成的水疱不要挑破，并尽快就诊。

5. 仔细观察被照护者的状态，没有呼吸的情况下，必须尽快进行心肺复苏术。

怎样判断烧烫伤的分度与程度？

烧烫伤的分度与程度

分度	看见的程度
I	皮肤发红・刺痛・剧痛
IIa	皮肤发红后形成水疱（也有破溃形成硬痂）・剧痛
IIb	可以形成水疱以及溃疡面
III	烧烫伤的部位变白色、焦状、组织坏死，知觉神经被破坏后没有了疼痛感

紧急情况时不同疾病的必备用品有哪些？

紧急情况时不同疾病的必备用品

疾病名称	必备用品
卧床不起、痴呆症	纸尿裤、便携马桶、一次性床单、安全背袋、常备药品等
难治之症、某些慢性病	便携马桶、常备药品、饮食用品等 【肾脏疾病】透析事宜记录、数据等 【呼吸系统疾病】便携式氧气瓶等 【膀胱·直肠疾病】人工造瘘更换用品、整套灌肠用具等
肢体障碍者	纸尿裤、便携马桶、一次性床单、粗带子、轮椅、毛巾被、辅助用具（手杖等）、电瓶车等
智力障碍者	常备药、常不离身的物件、本人喜欢的小食品等
精神障碍者	常备药、水等
视觉障碍者	手套、眼睛、导盲杖、计时器或表（触摸式或触音式）、盲文书、写板、常备药等
听觉障碍者	助听器、书写纸、笔、哨子、蜂鸣器、手机等
婴幼儿（参考）	纸尿裤、奶粉、湿纸巾、矿泉水等

发生紧急事件时首先要确认的事项是什么？

平时掌握患者的生命体征非常重要，因为这些生命体征是人生存时的重要标志。具体的生命体征是呼吸、脉搏、血压、体温和意识。

如果其中一项不正常，就要马上呼叫救护车。另外，经常与经治医生保持联系也非常重要。家里的高龄者外出时，也要把医院和家里联系人的联系方式写在纸上，随身带好。

怎样确认生命体征？

1. 有没有呼吸：①是否感觉到呼气；②胸部有无上下起伏。
2. 对呼叫有无反应。

3. 能否听到心脏的跳动。

4. 脸色和表情怎么样。

5. 脉搏跳动怎么样。

6. 体温怎么样。

救护车到来之前怎样处置?

如果出现呼叫时没有任何反应,就应当马上呼叫救护车,并且应用AED。同时要确认有无呼吸,如果没有呼吸首先要保持呼吸道通畅。如果呼吸道是通畅的但是还没有呼吸,就要立即实施人工呼吸。

如果人工呼吸还不奏效,就要马上进行心肺复苏术。

1. 一只手将患者的额头向后轻轻地压过去,另外一只手同时将颈部向上抬起。

注意:如果将头部过度向后压,会导致呼吸道堵塞。

2. 同时一只手按住前额保持头部的稳定,然后另外一只手将下颚抬起来。

注意:如果患者颈部有伤的话,就不要将额头强行向后扳。

头部受到击打时怎样紧急处置?

立即运到安静的场所,注意不要扭曲患者的头部而取平躺姿势。立即查看有无意识障碍、出血以及疼痛等重要症状。

1. 没有意识 确认呼吸和脉搏,确认手腕处的脉搏有无跳动,在没有脉搏的情况下,立即做人工呼吸,同时呼叫救护车。

2. 有意识 紧急处置疼痛和出血。

3. 将患处敷以冰或冷水浸湿的纱布,可以缓解疼痛。

4. 头部伤口浅而且出血不多的时候,就将伤口处消毒、压迫、止血。

5. 无法止血同时还出现剧烈的头痛、恶心、抽搐甚至耳鼻出血，要立即送至医院急救。

发生骨折时怎样紧急处置？

患者摔倒后怀疑骨折，一边注意观察全身状态，同时让患者活动一下确认疼痛的部位，并且观察有无肿胀、变形、皮肤变色。如果有出血，要使用粗厚、清洁的纱布或绷带覆盖包扎。如果是肩部、腕部的伤处，要使用三角巾固定，送医院的同时不可让伤处活动。

一般高龄者摔倒就会发生骨折。预防方法就是在家中安装扶手，以及解决好家里各处的台阶。

发生出血时怎样紧急处置？

轻微的出血，身体具有自动止血的机制和能力，所以不必担心。但是出血量多或出血凶猛时，就要立即呼叫救护车，同时马上进行止血。紧急情况下不要惊慌，回忆以前学会的止血技术。

直接压迫止血法 注意，包扎过紧会造成血流不畅！

1. 在伤口上敷以清洁干净的纱布或手绢，用手掌或手指压迫。

2. 将纱布或手绢卷成条带包扎也可以。注意不要卷得过紧。

3. 将伤口抬到高于心脏的位置，更容易止血。

发生烧烫伤时怎样紧急处置？

高龄者对温度已经不甚敏感，感觉已经迟钝了。一旦发生了烧烫伤就要马上进行冷却处置，而且一定要仔细观察其他部位有无烧烫伤发生。

注意！

1. 当烧烫伤部位冷却 10 ~ 15 分钟后，再用清洁的纱布包裹起来。但是要注意不要被水弄湿了。

2. 较大面积的烧烫伤容易发生感染，应当马上送医院。

3. 在到达医院处置之前，应当用消毒水或软膏涂抹一下。

①烧烫伤的部位最好用自来水冲洗冷却。为了不至于水压太大可以关小水龙头；

②无法用水冲到的部位，可以用冷却的湿毛巾进行冷敷。如果是穿着衣服被烧烫伤的话，可以直接隔着衣服用冷水浇。千万不要强行把衣服脱下来，以防烧烫伤的部位受到二次伤害。